坦坦的性　坦坦的教育

张超　著

当代世界出版社

图书在版编目（CIP）数据

坦坦的性　坦坦的教育／张超著 . —北京：当代世界出版社，2012.1

ISBN 978－7－5090－0498－2

Ⅰ . ①坦… Ⅱ . ①张… Ⅲ . ①青春期—性教育 Ⅳ . ①R479

中国版本图书馆 CIP 数据核字（2011）第 268337 号

书　　名	坦坦的性　坦坦的教育
出版发行	当代世界出版社
地　　址	北京市复兴路 4 号（100860）
网　　址	www. worldpress. com. cn
编务电话	（010）83908403
发行电话	（010）83908410（传真）
	（010）83908408
	（010）83908409
	（010）83908423（邮购）
经　　销	新华书店
印　　刷	北京天正元印务有限公司
开　　本	710 毫米×1000 毫米　1/16
印　　张	10
字　　数	100 千字
版　　次	2012 年 2 月第 1 版
印　　次	2012 年 2 月第 1 次印刷
书　　号	ISBN 978－7－5090－0498－2
定　　价	25. 00 元

前　言

　　每个孩子在成长的过程中，都给家长、学校和社会带来或多或少不同特点、不同程度的"烦恼"，我理解这就是人之所以是人的特性决定的。天真、叛逆、平和等等不同的心理状态和情绪反应，都源于人体生理发育过程所发生的变化。特别是青春期的孩子的所想所作所为，尤其如此。

　　写作有关青春期教育的作品，一方面是适应现在瞬息万变的社会状态下，孩子和家长的教育需求；另一方面，也是希望把我教学中所遇到的各种问题，以及相应处理办法做个总结，故也有以下这些说明。

　　第一是关于我，我不认为自己是什么专家，而是一名普通又有些人缘的老师，所写的都是以老师的名义而来的，之所以敢以老师的名义，那是因为我接触孩子比较多，特别是那些有个性的，或者在家长眼中是调皮捣蛋的孩子。可能很多家长都没有我接触孩子时间长，因为您早上起来把孩子送到学校，晚上可能才见着孩子，孩子要写作业然后就睡觉了，由此说大部分时间他是和老师在一起的，所以对孩子的了解可能我相对会更深入一些。我在本书中谈到的一些问题，实际上是与孩子的现实问题直接相关的。

第二，关于健康教育或者说性教育，并不是像我们想象的内容单一到"性"，或者说牵涉到性就无法延展。实际上青春期教育的内容是非常广泛的，只不过在青春期是性发育到成熟的关键期，那么以性的教育作为基础，是客观合理的，也是不能回避的，而且必须以它作为一个拓展，解释青春期孩子的现实问题，才能切中要害。

第三，关于性教育或者健康教育并不是一个人两个人能够完成的，而是需要社会、家庭、学校共同的努力。青春期性教育非常重要，对此，人们都有了共识，但如何去实施还是纷乱无章，在这里我也是希望起到抛砖引玉的作用。

有上述之说明，也就有了《坦坦的性　坦坦的教育》一书的立意和写作思路。为了和青春期孩子的生活，以及他们的思维习惯更贴近，我用"坦坦"一词，它是孩子们很喜欢的网络词汇。

另一个关键词叫性，以性教育作为一个切入点，不是把所有的性知识都呈现，也不是把现有的、西方的、中国的各种性观念分析透彻，只是从专业方面介绍一些与青春期有关的生理知识，包括青春期少男少女的生理特征、成熟男性和女性的生理性征，从而解决家长对生理、性的认识问题，认识准确是解决教育问题的根本。

认识到孩子们的生理变化，进而了解他们的心理变化，心理变化直接影响情绪波动，而情绪波动直接影响孩子的学习、生活行为。认知到此，我们就可以对青春期孩子的教育找到有效而恰当的方法。由于处在青春期的孩子没有完全独立，他们依赖家庭、爸爸妈妈，所以青春期教育对家长而言责任非常重大。为此，我在本书中有三分之一的篇幅是给家长讲解与孩子沟通、相处、有效教育的意义和方法的，以使自己的孩子在青春期健康地成长，最终成为一个"自信强大"的女人、一个"有责任有尊重"的男人。

教育应该是与孩子一起成长的终生学习的过程，所以教育仅仅靠经验是不行的。我以这样的理念和孩子、家长共同分享成长的快乐。

　　由于本书是根据我的讲课和光盘内容改写
而成的，因而在文字上没有做过多的修饰，请
您海涵。

张超

2011年10月

目　录

第三章　成为健康、快乐、自信的女性 / 81

第一章　青春期的男孩女孩

在青春期阶段每个人都会逐步感受性别的差异，而这种差异有助于进一步认识你自己。因为我们这个社会多元化发展越来越明显，那么很多人性别意识或状态可能会向相反的方向发展，也即男性可能就奔女性那个趋势，女性可能奔男性这个趋势，这样的趋势在我们现在这个社会还不能被绝大多数所接受，为此我们主张健康青春、魅力性别。

第一节　青春期现象

青少年在青春期尚不成熟，无论在心理还是生理都有很大的可塑性，不仅是身体上高矮胖瘦的变化，生理上也出现质的变化，同时心理也逐步走向成熟。

一、青春期孩子的生理变化

无论是家长还是学校、社会，理解青春期孩子生理变化是非常必要的。关于青春期的生理发育问题，从专业上讲叫做性征，它体现了三个方面，第一生育，第二性欲，第三性感。

生育发展

青春期生理发育方面的问题，其实就是性器官、性腺的发育过程，在这一点不管是男孩女孩都有自己很重要的特点。家长在这一个过程中需要给予一些指导。男孩从生理上来说是他的性器官发育。12-14岁男孩生殖系统在不断地趋于成熟，现在我们整个社会有生理发育稍微提前的一个趋势，所以有的男孩子在12岁时生殖系统就开始发育，这与我们的饮食习惯和社会环境有一定关系，一般情况下13岁到14岁比较多。那么性器官发育的特点是什么呢？主要就是男孩子的阴茎开始向着成人的发育，包括大小，包括形态；性腺也开始不断地发育，包括他的睾丸、附睾，以及与精液产生有关的一系列腺体，比如说前列腺、尿道球腺、精囊腺。而在这些发育过程中我们必须要提醒家长，尤其是男孩子由于性器官的发育，会引起自身的一些情绪上的变化，而造成情绪变化的主要原因就是激素的作用。

性器官的发育是因为激素水平升高了，而激素水平升高、性器官的发育同时会带来两个非常重要的问题：

第一个问题是孩子开始有一些害怕。这很正常，因为他从小到大家长和社会没给孩子讲过相应的知识，他不知道这个发育和我们的手脚发育是完全一样的，是正常的现象，这个时候家长需要告诉他，祝贺他快成为一个男人了。

第二个问题是在心理上他会狂躁。受激素的影响他在心理方面会很不舒服，这个时候需要家长给以非常明确的指导。对男孩子，他可能更多是在性知识、性欲以及异性方面有一些追求和想法。这个时候家长第一要告诉他很正常，家长不要觉得孩子变坏了、流氓了，这样会增加孩子的心理负担。家长可以从正面给他一些适当的引导和提供相关知识，从侧面让他多做一些其他的事，比如他可以参加更多的体育活动，给他更多的机会去接触其他的伙伴和朋友，实际上这对他来说会是一个心理的疏导过程。

对于女孩，生理上的发育主要体现在两个方面：一个方面是性器官，从她的外阴、阴道、子宫、输卵管到卵巢，整个的性器官都开始向着成年的角度发育了，基本的时间段是在女孩10岁到13岁这个年龄段，一般情况下比原来所认为的12岁到14岁有所提前。另外一个变化实际上就是月经，第一次来月经就是初潮，这是专业名词。这个时候需要家长给以指导，因为这时孩子会害怕，尤其对于女孩来说从小到大流血都会觉得害怕，那么当初潮时会更害怕，此时最好的做法也是给以正面指导并且给予祝贺。在国外，许多有女孩子的家里，当孩子初潮的时候，妈妈会准备一桌丰盛的晚餐，然后请很多朋友开一个party，祝贺自己的女儿真正成为女人。所以女孩子不会觉得这个再有什么神秘，她会觉得很幸福，我们需要让我们的孩子有这种幸福感。

女孩的心理层面的变化，当然有性欲方面的问题，但是这种欲望和男孩比差得很远。她更多是在感情上的需求，会变得多愁善感，会变得更愿意去探索外界事物，会愿意去拓展自己的空间，交更多的朋友，需要有更多的亲密的朋友关系、感情关系。这个时候女孩的父母就需要注意，需要提供更多的机会让女孩子有这种心理感受，并且在她多愁善感的时候对她加以指导，如果不指导或者说指导得有问题可能会往另外一个方向即更加沉郁的方向上发展。

性欲

性欲也是在青春期生理变化中体现出来的，不管男孩还是女孩都会在青春期发育阶段有性欲，希望有性体验。但男孩女孩性欲的欲望程度不同，这是因为激素造成的，男孩子的欲望比女孩子的欲望更加明显，这是需要注意的。在性欲这个层面，男孩和女孩在发育过程中的时间并不同步，女孩会比男孩相对的提前一些，男孩会比女孩相对的错后一些，这样在同龄人里边可能又会在某个时间段造成一些差异，也就是说女孩快成熟了而男孩子还没有发育，有这么一个阶段尤其是在同学之间，这个时候需要注意孩子们与异性朋友之间的一些关系，可能有的时候会牵扯到保护性的问题，比如说男孩子还什么都不懂，可能还像原来似的和女孩是朋友，没有这种性别概念，还是打打闹闹的、推推搡搡的，这个时候女孩的家长需要告诉她，你需要有一定的自我保护；这个时候也需要告诉她，男孩的一些基本的行为和你的一些基本的想法，包括性幻想，实际上是不同步的结果。关于这方面虽然学校都会对他们有一系列相应的教育，但是家长对孩子合理的指导可能效果会更好。

性感

在青春期阶段不管男孩女孩都有了第三性征——性感。这种性感实际上就是外部特征，男孩女孩不一样。男孩的外部特征比如说毛发，体毛、腋毛、阴毛、胡须都会有非常旺盛的生长，这个生长过程孩子会有点害怕，需要告诉他这是正常的。肌肉，男孩的会发达，体型会更像成年人，这时他会觉得自己无所不能，那就需要对他有一定的基本的引导，对他要有适当的保护，尤其是他觉得自己能做的一些比较重比较累的事情，有时要制止或者加以引导。再有就是长痘，青春期由于激素、油脂分泌问题，就会长青春痘。家长要做的是，第一不要让他有这种心理负担，觉得很难看；第二在这个过程中，需要给他一些相应的正确的治疗。

对于女孩子也是这样，青春期时体型改变，乳房、胯部等实际上都会和原来小女孩时不一样了，这个时候可能母亲的任务会比较重，要做一些基本指导。第二也是体毛，包括阴毛、腋毛、体毛加重也会让女孩有一种羞耻感，有这方面的问题家长需要和她沟通，理解她，告诉她不要回避这个问题。青春痘也同样困扰着女孩，希望家长能够安慰她并帮助采取正确的方法治疗。女孩子在青春期发育的时候，还会出现发胖的现象，这是由于我们生物自身发育的结果，脂肪含量会相对增加，这也是一个正常现象。这个时候家长需要给她提供正确的方法，不要让她不当地减肥，影响孩子的发育。

青春期是人生的金色年华，是生活中最有朝气的阶段，同时也是人体发育的重要阶段，这个过程中所表现出来的一些生理特点希望家长和老师用心重视，了解孩子的发育状况，要在各个方面去理解孩子，以身作则并进行正确的指导和教育，引导他们向好的方向发展。

二、青春期孩子的心理变化

青春期是过渡时期，处在这个阶段的孩子需要逐渐担负一部分成人的责任；青春期又是发展的时期，这决定了他们要应付由身体上的发育，特别是性的发育成熟所引起的各种变化及问题，因而使得青春期的孩子心理压力增大。关注这个阶段的孩子的心理问题，正确地引导孩子，对家长而言尤为重要。

我们要在心理上理解孩子，首先要关注性心理问题，性心理问题包括了认同、悦纳、学习、表现，专业上叫做性别问题。

对于男孩子来说性心理的变化，最明显的就是追求性，分为三个角度：第一追求性知识，第二追求异性，第三性欲望。男孩表现很明显是激素造成的，由于生理上的变化使他在心理上主要是往这个方向发展。这个时候我们家长就必须要理解，他确实需要性知识、他确实需要追求异性、他确实已经有性欲望了。父母如果不及时把这些知识给他，他会用自己的方式去探索。举个最简单的例子，就是上网看黄色网站和黄色的图片，从生理和心理的角度上去讲，青春期这个阶段之所以会上网找的最主要原因，是他想在这方面得到性知识，满足自己的性欲望，为追求异性做一些准备，但是我们现在没有很正规的青春期性教育的网站让他去从正面获得这些知识，因而家长的作用就必须得体现出来，帮助提供相应的理论和内容，给孩子正确的引导。

有一位学生的妈妈，她说她的孩子老偷偷地上网看黄色的网页，她和孩子的爸爸又怕制止他，反过来对他造成另外一种伤害。她和孩子的爸爸有时只会偷偷地从门缝中看孩子上网。其实家长这时可以大大方方地进去和他一起去浏览他正在看的网页，并且从父母的角度告诉他哪些是正常的，哪些是不正常的，哪些是他现在应该做的，哪些是他现在还不适合的。当家长坦诚地告诉自己的孩子，相信孩子到了青春期有了自己的判断，他知道父母对他的这些影响，他自己会有改变。可能很多家长觉得这行得通吗？能这样做吗？其实行与不行就看家长能不能放下架子，和孩子一起坐在那儿浏览，孩子是能够感受到的。

几天后刚才的那位妈妈又发现他的孩子在偷偷地看了，开始她和孩子的爸爸没有进去，因为他们觉得实在抹不开面子，后来两人在客厅里商量了半天，然后发现孩子还在上网，这个时候两人便进去了，孩子就快速地把网页关了，这表示其实孩子不是不知道自己在做什么。关上以后，这位家长和她老公很平静地和孩子坐在了电脑旁，把刚才那个网页又打开，然后和孩子聊这些事情，告诉孩子对性知识好奇是正常的，但有哪些事是对他的成长不利的。孩子听到父母没有责怪他反而很理解他，很感动，哭了很长时间，哭完了以后孩子很平静地跟他父母说了一句——谢谢。

通过这个例子我们可以看出，孩子对性知识的好奇不是像大家想像的那样，觉得他是在学坏。从他青春期发育这个角度上讲，他实际上是想获取一些知识，这些知识的储备对于他以后的生存发展是有意义的，他必须要做这种储备，那么当他不能从正确的途径得到的时候，他就必须要想其他办法，这是最基础的动力。如果在这个时候没有人干预，那可能有另外一个方向，但有人干预那结果一定会更好。

女孩青春期心理的变化特点主要有三个层面：

第一是认识能力提高。什么叫做认识能力提高呢？就是女孩在青春期之前培养的过程中，可能大家会觉得她比较乖，很多人都会有这个感觉，说女孩子比男孩子要乖；而到了青春期的时候，家长明显感觉她的逆反程度会比男孩要明显，出现这种感觉实际上并不是父母的感觉上面出现什么问题了，而是女孩在这个时间段的意识和认识能力有一个质的飞跃，也就是她看待问题的深度和广度，都要比原来深广的多得多。

第二是生活空间扩大。原来您觉得女孩乖的另外一个原因是这个女孩比较的"宅"，就是老经常在家里待着，不愿意出去和小伙伴玩，或者说即使有小伙伴，也是很少的几个小伙伴，比较要好才在一起玩，交往面很窄。到了青春期这个时候就不是了，她的生活空间会急剧地扩大，这是她的一个需求，需要去接触更多的，也就是前面所说的探索和追求，她会让自己的圈子变得更大。

第三是性功能的成熟并且很明显，而心理成熟期并不明显。对于女孩来说，感情生活日益丰富。性功能成熟也表现在心理层面上，女孩子的性功能成熟和性心理成熟的界线特别的不明显，有些专家认为，女孩的性成熟实际上很难在性心理上表现出来。和男孩不同，男孩性成熟后马上在心理上面就追求异性，就有探索知识的欲望，但女孩没有，就是她性成熟以后即使有也不是很明显，这个界线不是很分明的，只是感情生活日益丰富。如果看一部比较感人的电影，男孩女孩一起看，你看男孩傻呵呵的，看完了以后一脸不屑；女孩在那儿哭得稀里哗啦的。这实际上是因为女孩自身的一个特点，就是她很细腻，比男孩细腻得多，这个时候她的感情生活就更加的丰富、更加的细腻。此时有些家长会觉得，我女儿怎么了，怎么老莫名其妙地哭或者莫名其妙的就烦燥，莫名其妙的就傻乐，这是她一个正常的心理现象。家长需要知道她的这个变化，从而做到心里有底。

在了解这些变化的基础上，希望家长要尽可能地理解你的孩子——她的认识能力提高了，她在和你探索一些问题的时候，反驳你的时候，你心里应该知道她此时实际上是有自己观点的，你要认真地、细心地和她交流这些问题。当她需要有更多的朋友，当她觉得需要有人支持她，当她感情丰富、哭得稀里哗啦的时候，作为家长，你要安慰她，这个安慰可能不需要你说"别哭了"，你要从她的感受上去理解这个问题，你完全可以跟她一起哭，你可以跟她一起去体验，甚至有时候你比她还感性，可能她会反过来安慰你。

通过以上的分析我们可以看出来男孩和女孩在青春期，心理上的变化方向很不一样，男孩子是在性这方面的需求更明显，女孩子在感情这一方面的需求更明显。作为男孩或者女孩的家长，需要对他们有不同的关注点，从而很好地了解孩子。

除了心理上的这些问题，还有一个最新的理论观念——认同，这里的认同主要指的是性别的认同。现在，尤其是西方的一些理论观念认为性征，生理方面是天生的，有男有女之分；而性别属于心理层面，也就是说我即使是男孩，我认为自己是女孩我也就是女孩，或者我是女孩我认为我是男孩我就是男孩。可能这个观点在中国社会不是很适用。因为我们有我们的传统，男孩应该对自己的性别有一个基本认同，女孩对自己的性别有一个基本认同。在青春期阶段他可以有各种各样的探索，包括服饰上的、心理上的体验都可以，但是作为家长，还是需要从相应的生理性别这个角度上去引导他们。比如说男孩子，你应该是有男孩的基本特征，比较强壮、尊重女性、在社会方面有男性的责任；女孩子在社会方面有女性的责任，重视家庭、温柔善良、善解人意等等。

对性别的认同我们应给予足够的重视，要悦纳，就是对自己的性别能够欣然地接受。我是男孩，我接受我是男孩这个事实，并且按照男人的社会标准去做；我是女孩，我接受我是女孩这个事实，按照女人的社会标准去做。这是需要家长做一些引导的，而这些引导不可能给你讲得那么具体，因为每个孩子都不一样，你需要根据你自己孩子的特点去引导，重要的是要抓住爱和尊重这两个关键词。

男孩女孩在性别方面的体现其实是学习出来的，在探索过程中不断学习，学习过程来自各个方面，有同伴的、老师的、周围人的，而起重要作用的还是家长。父母需要给孩子体现出来让他能够学习的一些基本姿态，也就是说作为孩子的父亲应该有一个男性的样子，这样不管你的儿子还是女儿，他（她）对男性应该有一个基本的学习和认知的榜样；作为母亲你应该起到一个母亲或者说女性的一个基本榜样，家长应该起到这个作用，即以身作则。这样，孩子最起码是可以从最亲近的人身上学到做男人、做女人的一些基本方式，最后表现出性别上的基本特征。

通过家长和社会各方面的努力，重视起青春期孩子的心理变化，正确地引导孩子，把每个处于花样年华的少男少女培养成一个个健康的、快乐的、有基本的社会责任感的个体，而这个个体男人就是男人，女人就是女人。

第二节　拥抱性别塑造自己

处在青春期阶段的少男少女在对性别的判断上往往是模糊的，因为在青春期之前，你是男是女，你周围的人是男是女都是被告知的。

一、认识我是什么

比如从小到大你父母告诉你你是个男孩、你是个女孩，你的周围的朋友也告诉你你是男孩、你是女孩，你周围朋友的父母也是告诉你周围朋友是男孩女孩的问题。通过别人的介绍你知道自己是男孩或女孩，以及身边的人是男孩或女孩，在青春期之前你可能根本就没怀疑过这个问题。但是到了青春期，很多问题你是需要自己去确定的，而这个确定的过程就有可能造成你的迟疑，你会去思考。思考就代表着你的进步、成熟和前进。当然没迟疑也是正常现象，说明你非常信服原来的观点，或者说你已经探索过了，也是一种进步。

举个例子更容易让大家理解：如果有这样一个活动，你周围有两三个同学或和你年龄相仿的人，不管是同学、朋友，还是异性，那么你随便和他们热情地抱一抱，然后告诉他们做男生，或者说做女生真好，并把全过程记录下来。然后做下边这两个思考题：第一，性别拥抱你出现没出现迟疑？你的判断过程是不是很顺利？第二，你判断性别的线索是什么？

在这个活动中，大家找同性的朋友或者同学，然后拥抱他，告诉他做男生或者说做女生真好，相信做这个活动大家应该不会找错，但是你做这个拥抱活动的时候，是否出现迟疑，也就是你是不是判断他就是男性、她就是女性，或者说我就是男性、我就是女性。可能有些人根本就没迟疑，但是也可能有些人有一些迟疑会愣了一下，我是男的是女的和他是男的是女的，会做出一个判断，这个迟疑就体现了青春期发育阶段的一种模糊、探索、追求的过程，这种迟疑是很正常的。

不论你是否迟疑，你最终都会做出判断，那么你判断自己或他人性别的依据是什么？思考这个问题之前，你的判断应该是来自于外人的经验，或者说是自己接受外人经验的一种体会。那么现在你可以思考一下，他为什么就是男的呢？她为什么就是女的呢？你的判断依据又是什么？判断这个过程是一条怎样的逻辑线索？可能有人觉得对此判断没有什么依据、什么线索，其实不是这样的。从专业角度上讲，对一个社会人，男与女性别的判断是依据性征、性别、性度。

1、性征实际上是与生俱来的，这是所有人作为男女性别的基本判断标准，男性和女性生出来的时候就有差异，青春期发育的过程中还有差异，这是判断性别的第一标准，也是性征的第一方面。性征的第二方面是指性感，就是你外在的体现，青春期发育阶段男性块头足，肌肉发达，浑身的毛发增长的非常明显，个头高了，声音低沉，喉结出来了，这些特征可以作为我们正常人判断的另外一个标准。对于女性来说，乳房突出了、声音变得更尖细了等等。

2、性别是属于心理层面的，它包括了四个方面，认同、悦纳、学习、表现。最新的心理学理念是关于认同的。对于认同现在最新的理论标准是你的性征是男或女是无法改变的，但是对于男女个体本身来说，他对自己性征是不是认同是不一样的。比如有些男孩子在内心上就对男人厌恶，不想当男孩子，虽然长着男人的性征，但是却向女性的角度上发展，从心理到表现得到自己的认同，他就认为自己是个女性。反过来女性也有认为自己就是男性的，她认为虽然我长的是女性的身体，但是我就应该是男性，所以叫认同。

悦纳是更进一步，如果说认同仅是心里想，悦纳就是非常欣然地接受自己的性别。如果非常欣赏接受自己的男性特征，那么他就会向着男性的角度进一步学习和表现。因为他要和周围的男性进行学习，然后最终表现成男性的基本特征。女性也是如此。这是我们现在常见的情况，但是也有一些不常见的情况，尤其在青春期阶段，他（她）即使认同自己是男性或女性，他（她）也不高兴，他（她）觉得做男生做女生没什么好的，他（她）希望做另外的角色。男孩想做女孩，女孩想做男孩。这个过程女孩就会像男孩的表现上去学习，男性就会像女人一样的去学习，男人和女人的性征没变，但是服饰、动作上男性表现为女性，女性表现为男性，普通人称这种为"变态"。从心理学以及社会的现实上讲，心理和生理虽然有关系，但是这个过程并不一定是同步的，我们不歧视不鄙视那些对自己本来有的性征不认同而表现为其他的人。

青春期阶段的认同、悦纳、学习的表现，即使是反性别的，我们也觉得是合理的，你没有必要觉得这件事不合适，因为在青春期阶段，你需要有这个自我反省和思考的意识，而思考就可以是多方向的。但是这个认同在中国社会还存在误解，甚至是排斥，在现在的状态下，你为了适应这个社会，为了能够让自己有一个更好的发展，你需要让自己的思考更加深入，即你考虑问题就不应该是单方向的。你作为一个男性可以考虑女性的表现，去认同、悦纳女性的表现，可以进一步思考男性的表现和相应的问题，二者做对比后来下结论，你再朝着相应的方向走。当你对比完后，如果你作为一个男性就是要往女性这边走，没问题的，因为这是你自己的选择。这一过程实际是一个探索过程，最终的追求起码是自己的目标了。

3、社会的适应和人际关系的和谐，对于你作为一个男性或女性是非常重要的条件，在专业上把这个过程叫做性度。现在中国社会对反性别普遍是不认可的，那么你很难适应社会，很难有和谐的人际关系，因此你需要在思考性别相关问题以后，按照自己决定和社会适应的方式，做出你的判断。我的倾向性就是希望男孩有个男孩的样子，女孩有个女孩的样子，如果你已经有过思考，说明你已经是正常的。

二、刚柔相济的人格培养

塑造性别指的是培养人格，它关注的是内心世界，而不是外在表现。如何塑造一个良好的人格呢？这个判断标准就是你是否适应社会，是否有和谐的人际关系。事实上应该培养刚柔并济的人格，虽然男人有男人的样子，女人有女人的样子，但你的内心应该是刚柔并济的。

李宇春大家都很熟悉，现在非常红，在网上都管她叫春哥，"信春哥、不挂科"，这么多人喜欢她，在网络中的评价叫做中性化审美，她有女性的基本特征，也有男性的刚强，打扮的男性化。所有喜欢她的人就是趋向于中性化审美，但其实是人格问题。不管什么样的人，在性格上一定有两个层面，一个层面是阴柔，一个层面是刚强，每一个人都具有双面性。最好的人格是什么？或者说最适应社会的人格是什么？是你在不同的阶段用最适合的方式运用你的双面性，这不是要求女生男性化，也不是要求男生女性化，而是强调弹性和整合。

曾经有一个女学生，她高票当选为学校学生会主席，所有人包括老师在内都非常喜欢和欣赏这个孩子。如果分析一下她受欢迎的原因，其实很简单，这个女孩平时非常恬静，表现的非常有女性特征，而在学习和做事的时候，也很有魄力很刚强。在处事的过程中，她可以很好地运用自己性格的弹性，很好地整合了自己性格的双面性，这样她明显地更能适应社会。而不管什么教育，包括性教育在内，我们最终的目标是培养适应社会的健康快乐的人，而你适应社会的一个基础前提就是性格。

当需要你表现男性特质的时候，不管是男孩还是女孩，你要表现出男性的特质；而需要表现女性特质的时候，你也能够表现出女性特质。要达到这个程度，需要你有一个非常平和和良好的心态，非常自信，这样你才能够更好地展现出自我。尤其是男孩子，如果外在表现的很阳光、高兴、快乐，但一回家特沉郁，这叫做自卑，而不是自信。自信是在适当的时候有适当的表现，是真正展现自我的一个体现。

如果觉得自己是双重人格怎么办呢？那就要培养适应社会的人格，培养独立自主、积极进取、开朗乐观、乐于奉献等健康的人格因素。独立自主就是在思想上应该有自己的原则，应该有自己对事物的判断标准，不管是男孩还是女孩，你都不应该随波逐流。社会上存在这样一些现象，比如有一个人在讲话，听的人中本来可能还有一些不同的想法，可等听完人家的话，自己就把自己的想法给变了，随声附和。那么随声附和的这些人都不属于有独立自主的思想。独立自主并不是对着干，是需要有判断的，判断他的观点是否符合你的价值观，判断他和你是不是有交汇的内容。你的判断可能是两个层面，第一个层面是认同别人，这不叫附和，是经过你自己判断后的认同，可以通过合作完成相应的目的；另外一种层面是坚决不同意，不管最后如何争辩，你依然坚持你的最终目标，实际上应该有这种目标意识。

但是要注意，独立自主不代表抬杠，不代表着你完全跟别人唱反调，而是应该有自己的思想，敢于和别人争论，同时你要有责任感。你要有这种意识，要有相应积极进取的措施，去达成共同的目标。妥协有的时候和随波逐流虽然在表面上看有点类似，但是内心状态绝不一样，在社会生产生活中，当大家的目标是共同的，可能有思想上的碰撞，你可以独立自主，但是最后为了一个目标的达成，相互之间需要妥协，求同存异是非常有意义的一种处理。

开朗乐观也同样重要，只有开朗乐观，才有可能和别人进行很好的交流，才有可能和别人很好地沟通，才有可能和别人达成相应的目标。在有沟通的前提下，在和谐的氛围中，你独立自主的意见，才有可能被商议和被采纳。

为了达成目标，我们还得乐于奉献与付出。要做到乐于奉献与付出，需要你的耐心、爱心、自信、豁达，做到这些最终的目标就是为了社会的和谐，而良好的性格可以为和谐社会添砖加瓦；同样，个人可以在这个和谐的社会中，人格方面得到更好的发展。

第三节　感受异性

感受性别就是利用自己良好的外在体现以及人格魅力，去感受你的同性和异性。

一、接触异性，激发卓越的本能

感受性别从性的角度上看，青春期阶段主要是对异性的感受，它可以分为三个阶段。

第一个阶段叫做性幻想和性梦想。这是心理层面的，就是不管你是男性还是女性，你会有一定的性幻想和性梦想。所谓性幻想就是自己对性或者异性需求的各种幻想，可能有一些是正常的，有一些是不正常的。不是任何一种正常的性交往都有可能在幻想中体现性梦想，实际上是我们最终想要达成的一种目的。不管你的外在体现是男性还是女性，不管你的人格是不是刚柔并济，如果这个阶段你没有任何接触，应该属于不正常的，因为这是生理决定的。

第二个阶段叫做与异性交往的性冲动。怎么知道我周围的人谁有这种性冲动呢？有一些基本的判断标准，了解这些对自己以后的成长是有好处的。一是心相近而行相远。有的时候你会发现男孩女孩谁也不理谁，甚至有的时候，我明明喜欢这个女孩，就刻意地不理她，这一点如果仔细观察，是能够观察出来的，它是一种冲动的体现。二是刻意的修饰和打扮。不管是男孩女孩都可能穿奇装异服，实际上很重要的一个目标，是为了吸引异性，这其实也体现了与异性接触的性冲动。三是青涩的试探。男女孩同桌，会问你喜欢什么样的男孩啊？你喜欢什么样的女孩啊？或者说你觉得你喜欢我吗？这种比较青涩的试探，都属于与异性交往的性冲动。

第三个阶段就是与异性进一步确定亲密关系的性欲望。这个亲密关系可能就是能够坐下来聊聊天、说说话的一般朋友，也就是开始要建立那种关系了，通过一定的渠道去和异性接触，比较实质性地去感受性别。

现在男孩女孩基本都达不到第三个阶段，很多可能到第一个阶段就收手了，不敢了，就不能继续了。例如有很多大学生，尤其是大一的学生，由于高中阶段学得特别苦，到了大学第一个想法就是找个女朋友，但是不会、不知道怎么跟女孩交往，一直折腾到大四了还没成功。问题出在哪儿？问题就是他在前期没有这种异性交往的体验，因为异性交往的体验可以增加对自己的了解，学会关心别人。

所以说异性之间的交往在青春期阶段是非常重要的。异性之间的交往可以很好地促进自我性别认同，如果我对异性已经有相应的性冲动、性幻想、性梦想了，那么无形中就已经做了判断，我是男性或女性。如果作为一个女性，她没有这种异性朋友，那就有点像仗剑走天涯的侠女了。但当她对男孩子有这种意识的时候，她一定会定位为淑女。同样，男孩为了赢得女孩的欢心，他自己会展现出雄性的美，这能够非常好的促进性别认同。

另外，异性之间的交往有助于激发追求卓越的本能，增强自信，提高魅力。通俗的来讲就是男女搭配，干活不累，男女搭配有比较好的搭配方式是可以相互促进的，这是一种本能性的展现，同时增强性心理健康和以后处理婚恋问题的能力。青春期并不是婚恋的阶段，如果这个时候能够感受异性、体验与异性交往的过程，是非常有利于日后处理婚恋关系的。实际上这是一个学习的过程，也是对自己心理健康促进的一个过程。

二、学会与异性交往

社会在不断发展，人和人的交往越来越重要，人际关系的好坏也在某些程度上决定着一个人未来的发展。因此如何与异性交往是青春期少男少女必修的一门人际关系课。人际关系随着交往逐渐加深可以分成四个层面，就像图1所示的这个倒三角。倒三角面积的大小代表与你有相应关系的朋友的数量，随着交往逐渐加深，你会发现正常情况下，你的朋友数量应该是在减少的，如果你说在增多，那一定是你的判断上有问题。

第一个层面叫有联系。这样的朋友应该是很多的，它在三角形的最上面，这类朋友关系的特点是能够简单地聊聊，不可能说更深的话。第二个层面更深入一些了，朋友数量就少了一些，叫做相识。应该有

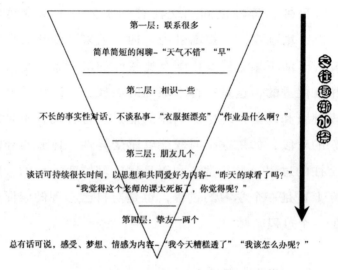

第一层：联系很多

简单简短的闲聊–"天气不错""早"

第二层：相识一些

不长的事实性对话，不谈私事–"衣服挺漂亮""作业是什么啊？"

第三层：朋友几个

谈话可持续很长时间，以思想和共同爱好为内容–"昨天的球看了吗？"
"我觉得这个老师的课太死板了，你觉得呢？"

第四层：挚友一两个

总有话可说，感受、梦想、情感为内容–"我今天糟糕透了""我该怎么办呢？"

交往意味加深

图　1

一些相识的朋友，比如说对于青春期阶段的学生，应该有一些朋友能够进行长一些的事实性对话，但是不谈私事，这叫相识。第三层面更深入、也更少了，叫做朋友。朋友的特点就是谈话可持续很长时间，以思想和共同爱好为主要内容，比如说都是打球的，都喜欢篮球，两人一聊就可以把一场球都聊下来；可以谈论一些相对比较私密的问题，比如说我觉得这个老师讲课太死了，不怎么样等，类似的话题可以有比较长时间的讨论。最后一个层面是最深入的，叫做挚友，能有一两个挚友就很了不起了。挚友的特点是总有话可说，感受、梦想、情感等所有的内容都可以作为一个谈论的话题，甚至可以把自己的不良情绪表现出来，今天我该怎么办呢？我不知道怎么办了，像这种问题你都可以和你的挚友聊。

一般情况下，对朋友的划分既包括了同性，也包括了异性。如何同异性交往成为影响人际关系的关键，其实有些时候你不要拿异性太当异性看待，如果你把异性太当异性看待了，就会出现一系列问题，可能会造成比较严重的后果。

举些例子来解释：

（一）传闲话。这完全不符合人际和谐，和谐一下就被破坏掉了。传闲话具体表现有：（1）关注。一直在关注着某一个人、某一件事，死死地盯着人家，这是一种外在的表现，你如果觉得自己有这种苗头了，就打住。（2）嫉妒。"他怎么和她说话了"，这样就有问题了，你自己要打住了。你可能有喜欢的男孩或女孩，并且已经开始往不良的这个方向走了。（3）投示。这是一个专业的心理学名词，就是把自己一些不良的想法传达给别人。比如说我明明喜欢他，为了怕别人知道我喜欢他就说他不好，把这样一个信息传达出去，对于对方和你自己来说都是一种伤害。更为严重的是，由于给别人的信息就是你不喜欢他，可能伤害更多的人。这都属于传闲话。

（二）炫耀。当你有意识地在某些人面前炫耀的时候，也体现了你把异性太当做异性了，如果你们要想进一步处理好这个关系，你已经走偏了。比如炫耀自己各个方面，甚至有时候哗众取宠，如上课的时候同学们都踏踏实实听着，你跟老师斗嘴，这种时候你自己要反思一下，有可能是你想在异性面前表现自己。当有这种情况的时候，你也应该提高警惕。

（三）羞怯。你太把异性当做异性的时候你有可能会害羞。当你害羞了，就有可能阻碍到你们的交往，甚至进一步引发误会，使得你们进一步的交往产生障碍，这样对你人际关系的处理显然是不利的。当你有羞怯的感情或者说感觉的时候，那么你千万要注意整理一下自己的思绪，我现在在做什么？是怎么回事？

另外也不能把异性太不当做异性。为什么呢？毕竟男友在性别上是有差异的，有本书叫做《男人来自火星女人来自金星》，里边有些非常经典的话，比如"男性需要洞穴，女性需要倾诉"。男性女性在需求上就是不一样，比如男生在意完成目标的能力，干事他要有指向性的；而女生在意人际关系的质量，这件事情是不是真的能够最后达成目标，对于女孩来说可能不太考虑，在这个过程中她更多考虑人际之间的和谐。既然目标指向不同，要把异性当做异性，又要不把异性当异性，其实很难掌握其中的分寸。

因此，异性交往过程中要注意：第一，交往中要留有余地，谈得来不代表无话不谈。比如作为男性，你跟女性谈论过多的性问题，对于女性来说，实际上是一种伤害；反过来如果女性把更多的私密问题告诉了男孩子，实际是一种危险。双方都要留有一定余地是必须的，不管对于男孩还是女孩，这一点做到了，其实就不会出现什么大的问题。第二，要以尊重作为前提，一定要尊重对方。怎么能达到尊重呢？尊重的前提是了解，就是你知道对方是怎么想的，尤其是在挚友这个层面，很容易了解到对方的一些感受。你应该尊重对方的感受，不要动不动就指手划脚，作为朋友，更多的倾听其实是更有效果的。也就是说尊重别人也要注意方式和方法。

第四节　正视亲密是异性交往的关键

异性交往的更深一层就是亲密交往。由于种种原因，现在的少男少女相互有比较过分的亲密接触，其中有一个比较重要的原因是跟巨大的课业压力有关。

一、青春期谈恋爱不一定是爱情

有人做过类似的统计，据说高三学生谈恋爱的比高一高二的还要多，原因有以下三个：

一、由于学习高负荷，生活单一，负担太重，情感生活特别的空虚，因此需要有异性的亲密交往，但并没有拿异性亲密交往当做一件美好的事情，而是作为一个填充物。这不叫爱情，叫玩。这个问题完全可以通过其他丰富的生活解决，没有必要拿异性的亲密交往做一个交易，做一个补充，做一个填空，这样没有意义。

二、学业和爱情一个都不能少，这是很多人的理由。你可能会想，课业压力这么大，我努力学习，同时我也要保住我的感情。然而，对于青春期的男孩女孩来说，你的精力不像成人，当某一方面的精力过分地用到某一方面时，你就会发现你会忽略其他，或者说你没有精力再做其他的事情，这是一个事实。

三、分手后我们能否依然是朋友，这是一个问题。很多人认为，分手后我们还能当朋友，所以不会对双方造成任何伤害，其实这很难实现。交往过程我们都要付出情感，而付出的情感一定会有相应的烙印，这种烙印实际上可能是一生都无法抹掉的。

通过以上三点我们可以看到，亲密交往不论是起因还是结果，所存在的问题都更复杂一些。亲密交往这个名词容易被大家误会。一提到亲密交往感觉就是谈恋爱，其实亲密交往不只有谈恋爱一种形式，还有很多亲密交往的方式，例如朋友、挚友，不是所有的亲密都是爱情。在生活中，人际关系中最常见的亲密关系有三种：一种叫亲子关系、一种叫师生关系、一种叫同伴关系。如果划一个大类，我们可以把爱情算作同伴关系中的一种。我们可以认为爱情是亲密关系，当然也可以单把它提出来，但是千万不要一提到亲密就认为是爱情。

其实二者完全是两回事，真正的爱情是有很多基础做前提的，相信不用多讲大家也应该知道，比如说尊重、信任、依赖，这些都应该是你的爱情的前提。在日常生活中存在非常多的亲密关系，可能有很多人很多时候会误会或者自己都弄不清楚这到底是不是爱情。对于这个问题判断标准很多，其中很关键的一点就是要判断你是不是在此亲密关系中逃避其他交往中遇到的困境。

简单说，每个人都基本拥有亲子关系、师生关系、很好的朋友或同伴关系。如果这三个关系中有某一个出现了裂痕或者出现了让你非常不爽的困境，比如同自己的父母发生了类似打架或争吵的矛盾了，那么这个亲密关系就有一些破裂，当然不可能是完全破裂，这个时候人都会有一个逃避的过程，会在另外的方面寻找慰藉，寻求安慰。这个亲密关系现在有一定裂痕，但可以换另一种亲密关系把这个裂痕补上。要注意，不管是亲子、师生还是同伴关系中的任何一个关系出现裂痕后，你去谈的恋爱，你都必须要思考这样一个问题：你现在谈的这个恋爱是不是那个出现裂痕的亲密关系的转嫁。

如果你是为了弥补这个亲密关系的裂痕而谈的恋

爱，我可以非常准确地告诉你，至少在这个时候谈恋爱、这个过程、这个事实表明你们是没有爱情的。

举个例子：一个女孩和父亲的关系特别好，家庭非常幸福，这个女孩在青春期都不考虑谈恋爱的问题，因为她的所有的亲密的关系都能够得到慰藉，她不考虑谈恋爱。突然有一天发生了一件让她很不舒服的事情，她和她的父亲的亲密关系有所疏远，于是，这个女孩马上交了一个男朋友。但当她和她父亲的关系恢复正常以后这个爱情就结束了，这个恋爱关系也就结束了。原因很好理解，其实就是她把父女的亲密关系破裂这一点转嫁到另外一个男人身上了，换句话说，她和那个男人不是在谈爱情而是谈父女。

所以你必须要搞清楚你的亲密关系的现状，尤其是对在谈恋爱的人，处于男女朋友中的人，有所谓爱情的人，必须要现在做一个判断，就是这到底是不是爱情。如果是，祝贺你们，你们继续好好交往；如果不是，那么你必须要意识到这个问题，并且停下来。

二、性行为不表明亲密

在青春期阶段很多时候大家会觉得谈恋爱就是亲密。那么谈恋爱过程中怎么表示亲密，有人认为就是性行为。其实性行为和亲密是两回事。真正的亲密是彼此能够坦诚地表露真实的自我、真实的感受、真实的想法。之所以能够坦然表露，因为他表露出来以后，不会因此而遭到对方的讥笑和拒绝，这是亲密的判断标准。

就像有什么话都可以对一个人讲，是因为我知道在他这儿我能够不被骂，我能够得到慰藉，所以不是说性行为就表示亲密。言语上的相互信任本身就是一种亲密，说白了我们认为的亲密应该是一种信任、一种安全感，是被了解和接纳。

有孩子问我这样一个问题："什么是爱？"我说："爱就应该是信任，爱就应该是坦诚，爱就应该是美好。"而他认为爱就是性，我觉得很多孩子会有这个理解，但要注意的是，爱不单纯指性。

虽然亲密是包括性行为的，但亲密要远远超过性行为。性行为有它的作用，但性行为决不可能替代感情的这种信任。换言之，感情的相互信任可以部分替代性行为，而性行为不可能替代感情的信任，这两者不能等同，所以我们更关注的亲密是指情感上的，应该更多地从情感这个角度上去思考问题。

不论你是哪种亲密关系，是亲人、朋友、师生、恋人、还是朋友，你都要意识到亲密不等于无间，如图2所示的两个圆。这幅图表示了三种意思：

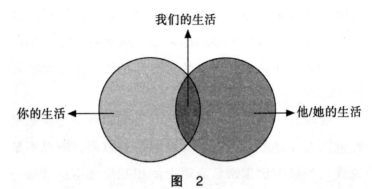

图　2

　　第一种表示左边这个圆代表你的生活，右边这个圆代表他的生活。当然如果你是女性，对面那个他应该是立人旁，如果你是男性，对面那个她应该是女字旁的。

　　第二种表示的是亲密交往。虽然这两个圆还是两个个体，但是圆与圆有交汇处，但交汇的面积不会太大，中间交汇的部分叫共同的生活。这种有交汇的交往是合理的交往。你可以体察一下别人和其周围的一些异性朋友，如果代表他们的圆重合了，其原因可能是运气太好了，他们俩人太配了，这种可能性在数学上叫小概率事件，应该几乎是没有的。

　　第三种表示的是一个大圆包着一个小圆，表示一个人很强势，另一个相对弱势的人的生活是他生活中的一部分，而那个弱势的人的全部就是那个人的生活，而这种可能性也不大。一个和谐的交往也不是两个圆谁和谁都不搭界离得很远，那不叫亲密交往。你可以根据这些基本的图形来判断自己现在有亲密交往还是没有亲密交往。有亲密交往过程中是不是健康合理，所以这里说亲密不代表无间，他（她）应该有自己的生活圈子。

　　提醒正处在亲密关系的朋友们，一个许多人都忽视的问题：不是所有的亲密都可以分享的。下面是一个统计表，表中的数据因保密问题是接近的约值而不是真实数据，但是差距不是特别大。通过表中数据，从另一个角度看这个不容忽视的问题，这个项目叫做各项亲密异性交往行为研究。表中列了一共七项亲密交往的行为，这七种行为包括：第一、暗示或表达好感；第二、过近距离的独处；第三、牵手；第四、搂抱；第五、接吻；第六、爱抚；第七、性交。这些都属于亲密行为。把这七项作为一份我了解的同学行为的调查问卷，然后我们看看现在同学间所了解的情况。

你了解到同学中有的各项异性交往亲密行为	统计比例
①暗示或表达好感	79.1%
②过近距离的独处	71.9%
③牵手	69.2%
④搂抱	56.5%
⑤接吻	47.0%
⑥爱抚	32.1%
⑦性交	17.2%

　　这个表传达的含义是：如果你从暗示好感一直到最后的性交都让你的同学知道，那你太过分了。不是所有的亲密都可以与他人分享的，不是什么场合下都可以拿这件事情来炫耀的，那么亲密的动作在大庭广众之下去做，显然是不符合社会道德规范的。你是社会的人，不符合社会规范的事情，对你来说是有害的。因此你即使有亲密的朋友、亲密的动作，也没有必要让别人看到和知道。特别是少男少女，有的当众接吻、拥抱，这种亲密的表现没必要展示出来，是有害而没有任何意义的，不是所有的亲密都可以分享。

第二章　家长的"爱"与"尊重"

第一节　跨越鸿沟爱的理解

家长和孩子的沟通，实际是两个生命之间的碰撞；父母与青春期孩子的沟通，更是对生命体验和感知的交换。在相互交流过程中会有障碍，这个问题在许多家庭中确实存在，也成为影响家长和孩子良好沟通的主要因素。那么沟通障碍是如何产生的？为什么会有沟通的障碍？为什么家长觉得和孩子没法沟通或者说孩子感到和家长交流很困难呢？

时代特征的影响是主要原因。时代给我们沟通

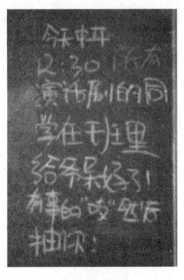

图　3

所造成的障碍，很容易被许多家长忽视，其实在我们现在的现实生活中信息非常纷繁复杂，在这样的背景下与孩子的交流也更加有难度。许多家长可能会觉得自己应该比孩子知道得更多。但事实上并不一定是这样，虽然作为家长的生活阅历多，但未必掌握的信息量就比孩子多，在某些方面可能还落后孩子许多。

图3是一个学生在黑板上给班级其他同学留的通知。通知是这么写的："今天中午12：30所有演话剧的同学在班里给爷呆好了！有事的'吱'然后抽你！"不知道我们是否能够看明白，吱还带了一引号。这段话传达什么意思，我们应该能够理解。当你看见时的第一反应是能够理解字面意思，第二个反应是觉得这个孩子在开玩笑吧。但是事实上她并没有开玩笑，这是一个在她看来非常认真的通知，就像家长在单位发给他的下属的通知一样。她是很认真的，今天中午确实是12点半要排演话剧，她确确实实希望演话剧的所有同学都能够到位，并且确确实实希望有事你请假，最好别请假。但是她用的词叫"给爷呆好了！有事的'吱'然后抽你"，这不是恶作剧，它是我们现在网上用到的语言。

现在的信息社会，给爷呆好了就是给我呆好了的意思。这是个女孩写的通知，因为她是她们班的文艺委员，她要告诉大家要留在这里演话剧，这个"爷"

是一个通用字；有事的吱就是有事的你说一声，按土语叫"吱声"，在这那"声"就省略了，就是"吱"；然后抽你就是你最好别请假，你请假太不给我面子了，她倒不一定真的是想打你。相信家长平时可能在正式场合不会用这样的语言，所以也就不能理解这个孩子是认真的还是在恶作剧。

通过这个例子我们应该能够体会到网络语言对于孩子的影响，反过来也反映这个时代信息的纷繁复杂。

类似的事情不但发生在家长身上，有时就连老师也会遭遇这样的情况。

有一次在某班里上课的时候，一位老师在课上讲得很生动，而且内容非常地到位，老师也觉得学生对他的反应很好，学生们也很轻松地理解了老师讲的内容。然而下课后有一个和老师关系不错的同学对老师说："我觉得您讲得真好。谢谢！谢谢！"第二句话是："请您自重。"老师当时就愣住了，因为"自重"这个词如果这么说出来的话应该是一个很重的词，让老师觉得自己似乎是犯什么错了，说了什么不该说的话。学生说完就跑开了，所以老师也就没有机会问他是什么原因让他感到自己不自重了。

事后这位老师难过了很长时间，因为当老师让同学说出"您要自重"是很失败的一件事。但后来他就去网上查，查出自重这个词条里有一个表示是在网络语言中有调侃的意味。这时这位老师的心里就明白这个孩子绝不是针对他有什么意见，用自重这么重的词来数落他，而仅仅是开了一个玩笑，因为这个词有可能是他刚刚接触的，他觉得用到老师身上挺好玩的，但是相信如果这个词用到家长身上，例如你的孩子到家，一见你就说："老爸您可自重"，你没准得揍他。但是孩子口中的自重和家长所理解的真的不一定是同一个意思，可能他只是和家长开个小玩笑。家长因为信息量的贫乏尤其是对网络用语的不了解，便会误会孩子想表达的真正含义。

在沟通过程中，由时代带来的障碍是家长们面临的一个比较棘手的问题，要求家长跟上时代，至少要知道类似前面例子里的"爷、吱、抽"以及"自重"等词到底在孩子的脑子里边代表着什么意思。

在与孩子沟通时，不仅受网络的影响，而且由于社会中的理论、观念是多元的，家长脑子里的一些理论、一些观念和孩子脑子里的一些理论、一些观念有可能是不一样的，从而影响彼此之间的沟通。比如说家长可能觉得在十四五岁的时候孩子就应该认认真真学习，除此以外其他活动都应该减少，或者说尽可能地用学习代替，但是孩子并不赞同这样的理论，他觉得在十四五岁的时候需要拓展自己的世界，因此在这个时间段家长和孩子的观念明显就不一样了。

　　同样的道理，现在的一些理论尤其是西方的一些观念传到中国大陆，可能很多家长还没有接受但是孩子已经接受了。

　　举个最简单的例子：比如说性教育，在中国人的传统观念中性是个敏感话题，我们采取的态度是回避，换句话说不应该在一个公开场合放肆地说出来，而放到一个十四五岁的孩子身上，对性就更应该回避，甚至应该对它畏首畏尾才对。但是在西方观念里性是一个非常美妙的东西，是正常的生理现象，是很正常的事情。在西方社会里关于性的观念和我们东方的是不一样的。

　　我们是东方人，我们是中国人，我们有我们自己的传统，这在家长的脑子里边已经被程式化了，被固定下来了。而在孩子脑子里边由于我们自己的传统没有很好地被接受，因此可能会有各种观念的冲突，各种观念会对他造成一些混乱。这个时候他可能会去和家长争辩，于是就会产生沟通上的障碍，这就是时代特征所带来的。

　　当下这个社会，孩子教育是每一个家长最头疼的问题，要同孩子更好地交流，时代变化不容忽视。

如果家长也能与孩子与时俱进地更多了解现时代下社会都给了孩子什么样的影响，那么更好地理解孩子的行为举止就有了沟通的基础。当你知道孩子在想什么时，交流起来就会变得更像朋友。

第二节　沟通——从家长改变开始

经常听到有些家长抱怨说，现在的孩子啊，都难以理解，太不听话了。可是作为家长你思考过这样的问题吗——为什么你觉得孩子难以理解，而很少听见小孩说他的同学难以理解。如上面提到的那个通知，家长可能会想孩子怎么能这么写通知呢？怎么会有这些思想观念呢？但事实上并不是孩子多么过分了，而是家长自身没有学习，不学习造成了你没有跟上时代。父母与青春期孩子进行沟通的时候有障碍，其实很大一部分原因在父母身上，因为许多家长不知道这个社会的多元发展，因为大部分家长没有学习这方面的知识。

在一个孩子刚出生时，小孩父母的观念就是他们的父母传递下来的，比如：棒打出孝子，这孩子不听话就得管，不然以后长大了怎么办。然而随着孩子一步一步的成长，你接触到了一些幼儿教育书籍和理论，翻阅过程中你发现了很多观点，如定位在尊重，定位在孩子自身发展，定位在孩子自身潜能的发挥等这些层面上。慢慢地通过对孩子的观察，在与孩子的接触过程中，你会发现这些观点对于孩子成长确实是有好处、有效果的，于是你的观念就转变了。这时即使你的孩子再有什么问题，再有一个比较折腾或者说比较淘气的行为，你可能会根据他的具体表现去判断他具体在想什么，而不会像祖辈那样要用棍棒，不会很武断很粗暴地去干扰他，而这一点改变来自于学习。所以，家长们尤其是孩子已经是青春期的家长要特别注意，因为青春期是孩子接触的信息量剧增的时候，家长需要更好地学习更多的内容，而不是束手无策只能抱怨或是采取更极端的措施。

家长在与孩子沟通中存在的另一个问题就是——"家长作风"。在传统观念里面家长作风再正常不过了，家长要没有点家长作风就不像家长。在自由开放的今天，这种观念已经有所改善了，以前如果说自己和儿子是哥们儿，这句话说出去感觉周围的朋友同事会笑话你，但现在可能就不一样了，现在这句话说出去是一个炫耀的资本，这就是观念上的不一样。不过当下还是有很多人确实有家长作风。

这种家长作风主要体现在，家长对孩子的爱，由于一些原因孩子不能感受到。

有这样一个例子：有一个大学生，马上要大学毕业了，在一次课上老师说过这样一句话："父母是天，为什么？生你养你不容易，你需要对父母的爱做出反馈，这应该是你作为人的一个基本标准。"听完老师的这句话，这个大学生突然说："如果父母是混蛋呢，如果我的爸爸妈妈是个混蛋，我是不是也要爱他们，我是不是也有必要像你说的认为父母是天？"老师听到这句话时很震惊，这是让人意想不到的一个问题，他怎么可能觉得父母是混蛋呢？于是老师和他进行了更深入的交流，问他为什么会这么觉得，他说："我认为父母对我没什么。""那父母生你养你这还叫没什么吗？"老师问。他说："不是，父母之所以生我不是我的选择，是他们的选择，而他们选择过程中很可能就是一个意外，他们高兴了，我是一个附属品而已。""那当你生下时她完全可以把你掐死或者选择不生你。"他说："那不是，那是因为社会道德、良心上的问题，和父母对我爱与不爱一点关系都没有，因此我个人觉得我没有必要对我的父母负责任。反过来我也没有必要尊重我的父母，我们都是独立的个体，甚至我可以觉得他们是混蛋，我甚至可以鄙视他们。"

学生的这番话让老师更为震惊，一时间不知道该怎么去跟他交流这个问题。过了一段时间以后，老师邀请了这个学生来自己家做客。老师家有个两个月大一点的小孩，老师说："我们也不出去玩，就坐在家玩，吃瓜子、喝茶。你给我哄孩子，也不用多哄，哄到下午你走就行了，就这几个小时。"这个学生痛快地答应了。这个不到三个月的小孩一整天又尿又拉又哭又闹，小孩子可能有的不良表现全体现出来了。

就这样一天即将过去，当他临走的时候，老师问他："通过这一天的体验你有什么感受，你现在还能说你的父母不爱你吗？"他的回答是："那可不一定。""为什么？"学生回答："这不是我的孩子，所以我只能忍着去哄他。"老师语重心长地说："这不是你的孩子是事实，但是你的忍不是因为我在旁观，因为不管这个小孩怎么哭闹从你的心底里是不忍心对这孩子怎么样的，即使他是一个外人的孩子，这实际上说明你对这个孩子应该是有一点感觉的。同样你可以想想，自己小时候是什么样子，可能比这个小孩还讨厌。你仅仅是哄了几个小时，但是在你成长的十几年中，你的父母默默地去为你做这一切，如果没有爱，相信他们是做不到的。父母是混蛋这句话不应该你说出来，因为你没资格。"老师的努力最后却仅仅使他相信父母对自己是有爱的，但是他说父母的爱他感受不到，对父母是否称职他还是表示怀疑，只是不再用像"混蛋"这样的词语了。

养儿才知父母心，意思就是说你没有孩子时很多事情是不能理解的，尤其是父母的爱，也可能想不太明白，但有了孩子以后你才可能深刻地体谅父母的心，体会到父母对孩子的爱确实是无私伟大的。而这种无私，作为家长如果处理不当，就会让孩子有一种莫名的感觉，就像上面讲的那个大学生一样，他感受不到父母的爱。这说明家长对爱的表达方式存在问题，有可能就是你的家长作风在作怪，你的爱被这种作风束缚住了，不能很好地传递给孩子，造成孩子心理上的阴影，而这个阴影是很难走出来的。

　　反思这个现象，其中既有孩子的问题，也有社会的问题，还有学校教育的问题，但是主要的问题存在于父母身上。需要家长不断地学习，与时俱进，和孩子保持在同一水平，这样孩子才能真正地感受到父母的爱和尊重。如何能够与孩子顺利地沟通，实际上要用爱。很多家长会说那爱我肯定是有的，我自己的孩子我怎么可能不爱呢？！但是，爱，是要让孩子能够感受得到。很多人可能有爱但是您的孩子不一定能够感受到。父母最大的问题并不是不爱孩子，而是他们的爱没让孩子感受到，让孩子感受到爱也是一种沟通技巧，放下你的家长架子，从你自身做起，让你的每一份爱都能即时地传达给孩子，让孩子有个健康的身心。

第三节　与孩子沟通的技巧

再多的专业知识或理论基础都是为家长能够在生活中很好地和孩子相处服务的，家长要怎么做才能更好地把这些理论运用到实践中呢？

一、提升自己不迁就孩子

家长要以身作则，在生活中树立一个榜样形象。这就要求父母多学习，尤其是现在这个知识爆炸的时代，学习成了每个人必须做的事，不论你是家长还是孩子。一位不学习的家长基本没有可能和孩子站在同一水平线上。孩子现在的发展需求，需要家长不断学习；不及时学习就无法了解孩子，阻碍与孩子的沟通，自然就无法和他一起成长。另外，在整个生存环境中同样需要学习。家长要做到以身作则，就需要在社会、在家庭等各个层面表现出你的魅力，而这些魅力除了自身素质，其实更多的是学来的。通过向那些可借鉴的榜样学习，包括身边的朋友、同事，用知识不断地充实自己。总之，不论是为了与孩子的沟通，还是家长自身形象的塑造，学习都刻不容缓。

树立一个榜样形象，以身作则，用爱与尊重和孩子一起成长。但是爱与尊重不代表纵容与迁就。家长想表达对孩子的爱这没什么错，无可厚非，但如果你认为爱就是对孩子的想法百依百顺，那就大错特错了。真正的爱应该是让孩子健康快乐地长大，这是所有家长都希望的，而不是一味惯着他。有个相声的名字就叫《惯着他》，用幽默的方式向人们传达一个事实，即一味地惯着别人，定会害人害己。事实上，教育孩子也是一样，有一些基本的规范孩子可能不知道，他需要有人去指导或纠正的时候，家长没去指导或纠正，而是纵容了，这个不叫爱而是害。

有这样一个例子：有位家长，他的孩子在青春期。近段时间他同孩子有些小摩擦，于是他向一位教育专家请教："矛盾的起因就是我想严格管教他，所以他做什么我都不让，他想干点什么我都制止，是不是我对孩子太严厉了。"专家说："适当的管制是可以的，但要是什么事都采取这样的严厉态度，就是过度管制，必然引起您与孩子的摩擦，应该适度地放宽一些，情况可能有所转变。"与专家交流后，这位家长觉得应该放开点。回到家后他就彻底对孩子放手不管了。孩子想干什么他都允许，并且提供人力物力财力的支持。应孩子要求，把家里原来按流量收费的宽带变成包月，孩子想什么时候上网都可以上网，于是孩子每天玩网络游戏到晚上12点多。

如此纵容，孩子与家长的关系可能会比过去有所改变。但是，青春期正是孩子长身体的黄金时刻，充足的睡眠对孩子来说尤为重要。科学研究表明，身体是在睡眠的过程中发育的，晚上12点多才睡觉是伤害身体的。这么晚睡觉会严重影响孩子在青春期良好的身体发育，危害孩子的健康。作为家长面对这件事情绝对不能迁就，因为这种迁就一定不是爱他，而是害了他。作为家长，面对类似事情发生的时候，最基本的做法应该是制止。这个制止并不是强行命令，而是同孩子商量，把所有的利弊分析给他听，如果最后劝说不起作用，就应该采取必要的制止措施。

我们能够理解上面这个家长的做法，他的问题在于没有区别开什么是爱，什么是迁就。那么如何判断哪些事情应该允许孩子做，哪些事情是必须要制止的呢？第一，对孩子自己有伤害的事情必须要制止；第二，对他人有伤害的事情必须要制止；第三，社会有很多规则，孩子需要按规则做事情，如果没有按规则做，且可能造成严重后果的，必须要制止。在制止时，家长要注意的是态度一定要温和而坚定，不能采取粗暴的方式，而是要同孩子商量。温和代表着尊重，坚定代表着爱，这是方法。

对孩子的爱不是所有的事情都要依照孩子的想法。更多的时候，父母可以把孩子视作一个完整独立的个体同他商议，把利与害告诉他，然后用坚定的方式去制止他。有的孩子可能针对家长的管制同家长吵闹，就算这样也不能妥协，要采取平和的语气，坚定的态度给予制止。一定要记住，爱不代表迁就。

二、接受负面感受达到共情

与孩子共情，就是设身处地为孩子着想，理解孩子的感受。很多家长都有这样的感觉，处在青春期的孩子不听话，家长很生气，于是便不理孩子。孩子同时也一肚子委屈，气得鼓鼓的，然后几天都不愿意和家长说话，直到到最后没办法时，才有一方妥协。出现这种现象的原因就在于家长同孩子没有共情。作为家长可以换个角度想想，如果你因为有自己的想法做了一件事，然后你的家人或你的爱人劈头盖脸地指责你，接着生气而不理你，试想一下那是什么感受。

可能家长觉得这样做有自己的道理。事实上青春期的孩子做任何事情都已经有了自己的考虑。他有自己想法，这个时候家长如果用粗暴的方式，不去跟他交流，一定会引起孩子的逆反心理。同样的事情如果发生在家长身上，你可能会跟家人或爱人翻脸，而孩子可能没有能力或者是由于对家长的尊重不会或不敢翻脸，但实际上他已经遭到伤害了。这种粗暴的方式使得孩子与家长的距离越来越远，甚至到最后造成不可弥补的后果。

怎样才能更好地理解孩子的感受？需要一些共情的技巧。首先很重要的是做到理解，家长要站在孩子的角度考虑问题，帮助他处理一些难题，这样你们之间的交流就会更加的顺畅。要在理解的基础上帮助孩子面对他们的感受，尤其是接受孩子的负面感受。

在现实生活中不是事事顺心的，再天真可爱的孩子也会有自己的烦恼。比如在学校受到老师批评了，他心里一定不舒服，回到家里想和父母交流一下，很多时候会说："今天在学校，老师批评我了，我心里很不舒服。"这时如果父母说："老师怎么又批评你了，是不是你又做错事了。"他不但心理没有得到安慰，反而再次被家长伤害了。换个方式，如果家长问："为什么呢？"他会把发生了什么事情说出来，然后父母帮助他分析这件事情，他心里感受会变好，也会更清醒地意识到错误，从而更好地改正。显然这两种方式最后结果显然是不一样的。

同样的情况可能家长在工作中也会遇到，例如，你的某一项工作没有按时完成，但确实事出有因，可能是其他工作把这件事情耽搁了，但你的老板却劈头盖脸就把你骂了一顿，这时你的心里一定很不舒服，所以你会找到一个特别要好的朋友倾诉。事实上找别人倾诉，他帮助你解决不了任何问题，但你还是想找朋友去说这件事情，唯一的原因就是希望发泄一下，希望有人理解，接受你的感受。而孩子的想法和你完全一致，如果你的朋友给你的回答是："两件活你就不会一起做完了吗？"相信你的心情一定更糟；如果你的朋友对你说下次应该怎么做，也没有达到你心里想要的。你最希望的就是你朋友什么话都不说，就是倾听，并且时不时地给予一些回应，表示对你接受。这样的倾听你会感觉很舒服，心情顿时好多了。如果你的朋友采取第一种方式，没准你和这朋友就有矛盾发生，有可能谁也不理谁了，然后就分道扬镳了。用第二种方式回应你，你同样不舒服，这种感受我们平时也会遇到，总是接受别人命令，让你怎么怎么做，会让你产生厌烦心理，反而更不想做了。

　　孩子的感受同样如此，所以聪明的家长要做的是，接受他的负面感受，学会倾听。孩子在遇到不愉快的事回来找家长倾诉，实际上就相当于找到了一个朋友，其实根本就不需要你帮他解决任何问题，他只需要你接受就足够了。帮助孩子面对他们感受的第一步，就是要先学会接受他。

　　接受孩子后试着体会孩子的感受，但有些家长会用自己的感受代替孩子的感受，这也是一个误区。如果用父母的感受来代替孩子的感受，首先会让孩子觉得很不舒服，其次长此以往，孩子慢慢就不知道自己的感受是什么了，相当于破坏了他的独立性，让孩子失去了自我。就像刚才那个例子，孩子在学校被老师批评后，当他回家把情况告诉你，而你却说："老师就说说你也没什么关系。"简单一句话打发了孩子。这个行为只是从家长的角度出发，用自己的感受代替了孩子的感受。但是孩子未必认为老师批评几句是没什么的。由于家长武断的判断，没能真正地体会孩子，那么孩子反过来会和你产生更大的隔阂，甚至以后他发生什么事都不会告诉你他的真实感受，因为你没能真正地理解孩子，而是从自己的角度出发敷衍了他。

因此，想达到与孩子共情，需要家长真正地站在孩子的角度考虑问题，尤其是学会倾听他的话，用理解的态度和他进行沟通，绝对不要忽视孩子的感受和孩子对你说的每一句话。只有真的接受孩子的感受才能架起沟通的桥梁。

三、接受孩子的感受

孩子的感受不论对错同样重要，所以所有的感受都需要被接纳，但是某些行为必须是受限制的。

举个例子：如果有一天孩子回来告诉家长："今天老师把我狠狠地骂了一顿，我真想把老师杀了。"听了这么严重的话，很多家长会害怕，然后紧接着就对孩子说："那是你的老师，你怎么能这样说……"

进行一大堆批驳。其实家长无需这么紧张，你的一堆批判都是无用功。因为孩子在说出这句话的时候，他真的是想杀了老师吗？一定不是，他说出这句话是一种发泄。在这个时候家长需要做的不是过度紧张，而是接纳孩子的感受。如何接纳？这时你可以告诉他："我能了解你很生气。"其实就这么简单的一句话，就把孩子的感受说出来了，就代表着你对他感受的接纳。然后对于想杀老师这个念头应该制止，也就是某些行为必须是受限制的。如果你觉得孩子说这种狠话都是你不可接受的，都是需要限制的，你可以通过其他恰当的方式引导他，但绝不是呵斥，绝不是强烈地制止。那会适得其反。

因为青春期的孩子在探索、追求，所以有逆反心理，你不让做的事他反而愿意去做。此时一定要对有些词淡化，不要去接他的话题，不要让他引起逆反情绪；而要用你的爱与尊重告诉他，这个行为是不可以的，这种感受是可以不用这样的词来表达的。你可以这么说："以后你要进入社会，你要常用这么强烈的词去表达你的感受，实际上是不合理的。"只有孩子的感受被接纳，他才能开始集中精力改变自己的情绪。

就像刚才的例子，一位老师无意识地说了什么话或因为什么事伤到了孩子，当孩子回到家告诉妈妈要杀了自己的老师，这位家长对此事处理得非常明智。她先是"嗯"这样一个表情，接着说："我知道你真的很生气，你为什么能想到要杀了他呢？"这个孩子的情绪就变了，缓和了许多。他就跟他妈妈说："你都不知道，老师今天上课的时候说我来着。"紧接着他又说："我也知道老师是为我好，但是他不应该当着那么多人的面说我。"

其实老师可能不会很过分地责备学生，但是因为在许多同学面前批评学生，可能一时学生心里接受不了，面子上过不去，这可以理解。在此过程中，如果我们细心一些，应该能够感受到，当这个孩子被他的妈妈接纳后，他的情绪就发生改变，而且他用自己的方法调整自己的情绪，所以他才会说，"其实老师是为自己好"等话语。孩子之所以说这样的话代表着他的感受，他只有面对了自己的感受，才能够进一步消除他的不良感受，或者去改变他的不良感受。

这位聪明的妈妈做了一件简单的事——接纳，就帮助了自己的孩子。其实在面对孩子的不良感受或者说负面感受时，这位家长实际上没有做任何指导性的帮助，只是接受，孩子的这个问题就解决了。因此，在帮助孩子面对一些感受时，家长主要有三个技巧。

第一，全神贯注地倾听，这是最重要的。有的时候孩子喜欢和老师交流一些全都是跟学校没关系的事，都是他家里一些鸡毛蒜皮的事，其实这些事孩子可以主动找父母以聊天的方式沟通。很多问题也许老师不能帮助他们解决，尤其是家里的事。孩子之所以找老师说，是因为他想找一位倾听者。为什么他选择老师而不选择父母做倾听者呢？孩子的回答是："因为我在说一些问题的时候，我的父母在做着他们的事情，根本没有用心听我说话。只有跟老师说话时，老师的眼睛在看着我的眼睛，我知道老师在听，我也不需要你帮我解决什么问题，听完了我就很舒服。"孩子说出了真实的感受，这就是青春期孩子需要有一个接受他感受的人。

第二个技巧，用简单的语言和表情来回应孩子的感受，最简单的是看着他的眼睛，他说到关键的部分点点头，其实你根本就没有必要跟他一起说什么，做好一位"捧哏"就可以了，这确实就是孩子所需要的。

第三个技巧，用简单的词说出孩子的感受。这是比较高的要求，但这样做对孩子帮助是很大的。比如前面的例子，孩子的妈妈用了"生气"二字来总结他现在的感受，其实还可以用另外一个词——很尴尬，都很合适。其实家长需要做的是，要不就把他的感受摸准摸透，总结到位；要不就别说话，这两个就足够了。简单的词语总结出他的感受，就代表了你接受了他的感受，并且了解了他的感受，这是你前面全神贯注地听，用语言做的最终的一个表达，孩子是能真切体会到的。

如果你不能准确地表达孩子的感受，就不要随便用，因为反过来有可能造成其他一些障碍。不是所有人一生下来都会很准确地说出另外一个人的感受的。在日常生活中，家长可以试着练习一下这门"功夫"，例如可以对所有人的感受做一些基本的总结，比如说一个同事跑过来了迟到了，你可以说"你一定非常着急"，你要总结成其他词可能就不合适，当然也就不需要跟同事说。这样慢慢地练习你会准确地说出孩子的感受，至少不会说错，让孩子感受到你就是他心灵的伙伴，生活的朋友。

第四节　鼓励孩子与我们合作

不论在生活中还是在工作中，良好的沟通都需要双方合作。在与孩子的沟通中合作更为重要，需要鼓励孩子与我们合作，因为孩子往往不愿意合作。为什么不愿意呢？因为他们和父母在需求上存在着矛盾。如果孩子和父母的需求是完全相同的，或者说他知道家长的需求和他现在的需求是相通的，那么他会跟家长合作。

一、从孩子的角度考虑问题

在我们现实生活里，孩子和家长吵闹甚至打起来，应该说属于"一个巴掌拍不响"。这其中有孩子的问题，我们不回避。孩子在这个纷繁的社会里，他对接触的一些问题很多确实是不能消化的，他有一些负面情绪完全是正常的；而反过来父母也同样存在问题，主要是你不知道孩子的需求是什么，于是你的需求和孩子的需求就产生了矛盾。

举一个简单的例子：一位高二的学生，他在高一时学习特别的刻苦，但学习成绩并没有自己想像的那样提高很大。所以他在高二的时候就失去了信心，从而将自己的注意力转移到网络游戏上，经常去网吧刷夜、打游戏。发现这个问题以后，根据孩子的描述，他父母的表现是这样的："妈妈上来骂了一顿，骂完后，爸爸上来就打，打完了以后威胁：'你再敢上网吧玩游戏，我打断你的腿。'并命令我不许再去了。最后还挖苦讽刺加预言：'就你这样的以后还能有出息吗！'"

通过这个例子，我们应该能看出来孩子的需求和父母的需求产生矛盾了，孩子现在的需求是通过一些事情找到自信，再回到原来自己正常的生活；父母的需求却是制止孩子，让孩子按照自己的想法去做事情。因为刚才家长对孩子那一系列不恰当的处理方法，使这个孩子的成绩一下滑落谷底，并且厌学，离家出走，整天泡在网吧里。

打、威胁、命令无数遍，也没改变孩子的状况，情况反而更加严重，无奈的父母这才束手无策地找到了老师，请老师帮忙。开始孩子对老师也非常抵触，老师试着找个他感兴趣的话题和他沟通："现在玩什么游戏呢？""魔兽。"老师接着说："哦，魔兽，你打团队还是打那种对推的。"孩子逐渐放下抵触心理开始和老师交谈："老师也懂？""我其实不太懂，全都是学生跟我说的，但我觉得好像不是一个随随便便的人就能玩游戏的，要想玩好这个也挺不容易的，也得是高手，那得脑子很好使的才能玩。"听了老师这么说，孩子津津有味地介绍了这个游戏将近两个小时。老师虽然不太懂这个游戏，但能感觉到这个孩子玩得真是特别好。

老师刚刚与孩子交谈不是随便说的，而是有方法的，那就是帮助孩子面对了一些他自己的感受。这样形成了一个良好的氛围，紧接老师问："你为什么对游戏如此着迷啊？你从小就这样吗？""不是，我是到高二才这样的。""为什么？"老师接着问。"我在学习上那么努力也找不着自信，我无所事事，我觉得我又学不明白，不如就放弃了。"老师问他："你矛盾吗？就是你在打游戏的时候有没有这种矛盾的感觉？""我也有，但是说实话我即使想回家，但看到我父母那样，我也不愿意出网吧！我就算是偶尔想到学习，因为这件事情，我也不愿意去学了。"

老师很理解地点点头，接着跟他说："如果你在网络上面真的能找到你的自信，并且你觉得这可以成为你事业的一部分，我个人觉得，至少从老师的这个角度上讲我支持你，玩游戏也是有高手的，你完全可以拿这个做事业。但如果你现在仅仅是拿它作为娱乐找自信，那你必须要清楚你自信找着没有。""是的，我找着了，我玩游戏的时候是最有自信的。"老师接着说："人其实是有一种习惯的，优秀也是一种习惯，你在这个方面有自信，你在这个层面上有能力，同时你完全可以把这个方面的才能进一步发挥到其他地方。比如你的学习，你可以试试，如果你把这种自信带到你的学习中，你一定会好的。若试着不行，再采取其他方法。""我不想，因为我的父母，我不愿意按照他们的想法上学。"老师说："其实你的爸爸妈妈和你最后想要达到的目标是完全一样的，都是希望你有出息，都是希望你在学业上有所进步，只不过你们是殊路同归，走了两条路，在两条路上你们没有相互理解，你可以想想你父母为什么打你啊？你的父母为什么非要用这种威胁的口气跟你说话呢？

可能使你会很不舒服，但是反过来说他们也是对你有爱的，他们也希望你好。这样吧，咱们试两周，这两周你踏踏实实学习，每天玩一个小时游戏，然后你看看感觉。然后咱们像朋友一样及时沟通。"孩子答应了。

第一周周末这孩子给老师打电话报告近况："我觉得玩游戏没有学习有意思。"原来是因为他在一次数学考试中得了全班唯一的一个满分。数学老师出题很有指向性，分数不是假的，而是在题目上对他是有一些处理的。这样老师帮助孩子找回了自信。这孩子本身也聪明，虽然功课落下很多，还是得了满分。

在日常生活中，家长也很可能遇到类似的情况，但家长真的能马上就能够把孩子的感受感受到吗？就真的能够非常明确地知道孩子需求，然后把自己的需求进行改变吗？甚至这么说，如果孩子的需求和家长的需求不同，而家长又觉得自己的需求是正常的，那是不是还要去去迁就孩子呢？爱不代表迁就。但当你的需求和他的不同时，那你是怎么处理？

反过来说他的父母，他的父母不爱孩子吗？一定不是。之所以和孩子产生如此大的矛盾，最大的问题就是父母不知道自己孩子的需求是什么，因此孩子不愿意跟他们合作，他们的需求既使是看上去类似为一个目标，但是由于相互的不了解在需求上面出现了矛盾。所以作为家长首先要处理好自己的情绪，讲究一些教育方法，在尊重的基础上鼓励孩子与我们合作，这才是聪明父母的做法。

二、与孩子合作的技巧

每位家长都希望与自己的孩子合作，为什么有的成功，有的失败呢？不是你的出发点有问题，而是你的方法不正确。首先你没有管理好你的情绪。作为家长，不管你的需求是什么，不管你的需求与孩子的需求是否相同，路径是否一样，你必须要注意处理好自己负面的情绪。因为家长是孩子最亲近的人，孩子非常在乎父母的感受，所以父母的情绪特别是负面情绪，对孩子会产生非常重要的影响，包括责备、问罪、谩骂、威胁、命令、说教、警告、控诉、比较、挖苦、预言等这一系列常见的父母容易犯的通病。

许多家长凭自己的感受把问题说完，而不顾孩子的感受，但是这种方法根本没用，孩子不会买账的。这些家长常常说：你看谁谁谁家女孩多么好，谁谁谁家孩子比你强多了，谁谁谁家孩子怎么怎么样了。这些都是错误的比较。在这个过程中，家长一直是拿别人的优点比自己孩子所谓的不足，可是这个不足还不一定是他的不足，可能是你的期望，期望他在这方面怎么怎么样，你完全可以告诉他，你希望自己的孩子成为什么样的人，你的孩子就是什么样的人，没有必要用这种比较的方式。这种比较的方式是很影响自尊的。

作为家长试想一下，在公司，你的领导者整天拿你和另外一个员工比，并且是一种挖苦讽刺式的比，可能会造成两个后果：一个后果是你会恨死那个人的；另一个后果是你会恨死你的老板。你会抱怨：有病啊你，瞎比什么啊，不满意我就把你辞了，我大不了不给你干了。这种比较发生在孩子身上引发的后果是一样的，你的孩子由于血缘关系他不可能说大不了我不当你孩子了，由于血缘关系他不可能说。但是孩子一定会尽可能地疏远你，所以你需要注意他的感受，不能用你的负面情绪去影响到你的孩子。

控制好自己的情绪，需要你从心里边尊重你的孩子，把他作为一个独立的个体。孩子不是家长的附属品，永远不是。你想让孩子跟你合作，那就必须尊重他，把他作为伙伴。什么叫合作？合作是对等关系的，不是上下级关系，如果不尊重，家长根本就无法做到和他合作？

那么家长怎么做才能够让孩子和自己合作，或者说能够帮助孩子和自己进行合作。

一是描述你所看到的。描述问题而不是指责，比如前面提到的上网的小孩，他的父母根本没有必要到网吧把他揪出来，打一顿谩骂一顿，讽刺挖苦预言一通。而是完全可以告诉他说："这么长时间你又坐在这里上网，对你的身体其实是不好的。"这是问题，没有对这个问题做任何的评价，没有带出自己的任何的负面情绪，只是告诉他这是个问题和家长看到的现象。孩子是一个独立人格的个体，他知道你说这句话是什么意思，他自己也能感受到父母对他是尊重的，对他没有任何侮辱的意思，而且问题找到了。

二是说出你的感受。作为家长不要去装和掩饰，比如说孩子犯了错误，家长应该尊重孩子，但家长应该把自己的感受也说出来。尊重孩子的前提就是和他平等，父母有自己的感受，有自己的情绪，那么你完全可以在你的孩子面前展现，包括歇斯底里的展现，我不痛快我就说出来，我不高兴我就说出来，我烦燥我就说出来。这个时候你的孩子才认为你是个独立的人，这个时候孩子才能够真切地从你身上学到这些感受，原来这些都是正常的，只不过我们是要用处理的方式去面对他。作为家长千千万万别隐瞒自己的感受，你有什么样的感受，有什么样的情况，你都说出来，对自己的孩子说出来一定没有任何问题。

三是写便条。可能大家都有这样的感觉，说的和写的有时是不一样的。

我印象很深的一回是，某学校有一个活动，就是18岁成人的时候有一个小本子给学生。这个小本子是提前给家长的，家长会在上面写东西，把甚至从小到大的各种问题，各种对孩子的感受写出来。写出来以后孩子是不知道的，到典礼的那一天发给孩子，是一份惊喜。如果大家有机会去那个会场，你会发现学生当拿到小本子以后，全场一丁丁点儿声音都没有，掉个针都能听见，然后紧接着听见抽泣的声音，落泪哭泣。一段时间以后，发现家长慢慢地从楼上下来，或孩子慢慢地上楼，一家人围抱在一起，这种场面是很感人的。这就是因为孩子看到了写的东西，真的是有一个共情，他能够在这个基础上和父母进行合作。

　　总之，先要有合作的意识，看到合作的重要性，懂得尊重孩子的感受，采取正确的合作方法，掌握合作技巧，让孩子与我们愉快地合作，让家长与孩子沟通得更顺畅。

第五节　孩子需要的是赞赏不是惩罚

　　人们常常说，做错事就得被惩罚。中国人特别容易惩罚孩子，但是对于孩子来说，惩罚实际上是剥夺了孩子从内心对自己错误行为的反省过程。有人曾经说，西方人是靠负罪感活着的，东方人是靠羞耻感活着的。

一、惩罚不是办法

西方文化形态下的人，他们不管有没有人，都觉得上天也就是上帝在看着自己的一举一动，所以他自己不管做什么事情都觉得，如果做了不好的事，自己就会有一种愧疚感，也就是说自律对他们来说是一种从内心经历的过程。而很多中国人呢，比如说吐痰，假如周围有人看着，可能就不会吐，因为让那么多人看见会觉得面子上过不去，很丢脸；但如果只有一个人的时候可能就随地吐了，因为没人看见，无所谓。

有时候，我们会有这种感觉，许多人在办事时，私底下可能做一些不符合规范的事情，而并不觉得有什么。但大多数西方人，在这一方面比我们的自律会更多，原因在哪里呢？中国很多心理学家说，原因就在惩罚上，中国人从小就对自己的孩子有非常明确或者说非常系统的惩罚措施。比如，孩子刚听懂点儿话就制订合约，如果办不好或不办什么事，打屁股打多少、罚站等。这样当孩子犯了相应的错误的时候，他就知道打屁股能解决问题，可是没关系，屁股打皮了就无所谓啦，我下次再犯错，大不了屁股再挨顿打。他对自己这种错误的行为在内心是没有一种反省的，因为他有出口。我们经常会看到很多人爱找借口，反正都不是自己的错，不管犯了什么事全是别人的问题。如上课迟到了，孩子可能会说：我妈没叫我，闹钟的问题，路上堵车……总而言之没有他任何问题，把责任推得一干二净。

原因实际上就在这里，家长在孩子小时候就对他一直采用惩罚的方式，对他做一些规范，这样他对自己的错误行为只能和惩罚挂起联系，形成这样的思想——我犯错了，大不了受到惩罚。孩子不会再想这个错到底对自身的发展、对这个社会、对其他人会有什么样的影响，他没有考虑过这些问题。因此，作为家长，我们要找代替惩罚的方法。

重要的是，父母不要把孩子看做麻烦的制造者，而要把他们当做解决问题的积极参与者，这需要家长更新观念。孩子犯错或者说没有按照大人的规范做事情，这是一个正常的行为。作为家长，正确的处理方式是帮助他积极地面对他遇到的麻烦，这很重要，因为对问题的解决能力都是从小培养起来的。包括青春期他对自己遇到的一些麻烦，探索追求的过程自然会有不少问题，可能和家长制定的条条框框相冲撞。如果家长认为他制造了麻烦，那么你一定会用惩罚的方式去对待他；但如果你把这个问题想成是你的孩子为解决相应的问题而遇到的学习成长的过程，是一个好的改善的契机，你的思维状态就不一样了，对孩子采取的方法自然也不一样了。

举个例子：学生们参加高考之前有模拟考试，模拟的时候学生犯错越多，老师的心里越踏实越高兴。因为在高考之前若把所有错都犯了并且得以解决，到高考学生就不会犯错了，他会踏踏实实地把自己该拿到的分数拿到。但是如果他犯一个错老师不去帮他解决反而去数落他，问题不仅没解决反而让他对此产生了一种畏惧感，那么这些问题就会越积越大，最后造成很大的麻烦。不要把他们看做麻烦的制造者，而要当做解决问题的积极参与者。

怎么能够做到不制造麻烦呢？

一、明确表达强烈不同意的立场，但不要攻击孩子的人格。举个简单例子：青春期的孩子谈恋爱，现在这种现象普遍存在，也就是所谓的早恋问题。如果家长真的不同意，你可以明确地表达强烈不同意的立场。比如，你可以这样说："这件事情我认为不合适，我不同意。"但注意绝不能攻击孩子的人格，有些家长会说："就你这样还谈恋爱，不好好学习，你以后养得起人家吗？你懂什么是爱吗？胡闹！"这不是在帮助孩子，你是在发泄自己的不良情绪。

二、表明你的期望，这是必要的。你不同意，但你得告诉孩子，我觉得我希望什么样子。还是以谈恋爱这件事情为例，你可以说："我不同意你谈恋爱，我希望你到大一些再考虑这个问题。"孩子就很明白父母的立场和观念了，虽然没有任何惩罚，但孩子一定知道家长是什么态度。

三、提供选择，告诉孩子怎样弥补自己的失误。这是许多家长欠缺的方面，我们经常会告诉孩子，"你这么做不对"，但是从来没有告诉他怎么做才是对的。在孩子有某种需求的情况下，家长可以提供一些选择。比如，感情这个层面的需求，你可以给孩子提供一个可选择的建议，你可以说："亲密关系不一定指的就是谈恋爱，你的同伴的朋友、同性的朋友，包括你和父母之间的这些关系都是亲密关系，完全可以满足你这种感情上的需求，这些其实都是可以选择的。"对于男孩来说他有这种欲望，那么家长可以选择其他的方式帮助他，让他把这些精力更多地发泄出去。比如，参加更多的体育活动，参加更多的同学聚会。其实这样就告诉孩子他应该怎么做，告诉孩子怎样去弥补自己的失误。因为有的时候父母会发现自己的孩子已经犯错误了，如何弥补呢？这就需要父母动脑筋，没有标准答案。因为我们在家庭生活中遇到的情况是不一样的，方法自然不同，需要家长用自己的智慧，给孩子提供选择，与其进行有效的沟通。

谁都有过犯错的经历，不是说"人非圣贤孰能无过"吗？对于孩子来说犯错更是常见，但是孩子犯错后遭到惩罚，然后再犯，这是一个恶性循环。孩子需要的不是惩罚，而是知道自己为什么错了，以后改正就是了。惩罚解决不了实质问题，反而造成更大的麻烦，所以当孩子出现问题时，作为家长不要用条条框框去惩罚孩子，你需要做的是帮助孩子发现错误并改正它。

二、让孩子学会承担后果

人生活的社会是有规则的，不是无拘无束的。当你和社会规则有一些冲突时，你就犯了错，你自然应当承担一定的后果，而这后果本身其实就是让孩子对自己的错误行为有一个反省过程，所以让孩子体验错误行为带来的自然后果，这不是惩罚。

举个例子，比如，在吃饭问题上，有的时候孩子闹情绪，不想吃，作为家长可能觉得这个行为违反了家庭的和谐和规矩，是不对的。在吃饭时孩子就应该过来吃饭，不吃饭对孩子的身体也没好处。这时家长完全没必要惩罚他，例如，罚站多少分钟，这没什么意义。应该换个角度，首先，短期一顿饭不吃，不会对他造成任何伤害；其次，在这个过程中，他既然已经明确表达自己不想吃了，而你又觉得这是个错误，这时你的做法完全可以是：不吃就不吃了，直接把他的碗筷收走，再想吃这顿饭是不可能的。这是自然后果。因为孩子表达出来自己的一些想法，那么这个行为对他来说，造成的影响又不是那种损伤性的，完全可以让他去承担这个后果。这样他下次就知道类似这样赌气的话不能随便说，他再说时就得思考一下。

其实利用这些小事，我们可以慢慢地培养自己孩子的一些基本的社会道德、社会规则意识，他到社会上去做一些事情、处理一些问题的时候，自己也是有保障的。有些人说不行，这些技巧都不好用，我的孩子还是屡教不改，怎么说都没一点儿用，那怎么办？其实不是道理不通而是方法有误。我们可以按照下面的步骤试验一下：

第一个步骤，当你发现孩子出现问题时，家长进行判断后认为这个问题是错误，但我们不能惩罚孩子。

第二个步骤，把孩子叫来，同父母坐在一起讨论孩子的感受，孩子说家长听，并说出你自己的感受及需求，就相当于一个小的家庭会议了。刚才说的全是日常状态下，现在给它规范到一个家庭会议里讨论，讨论完了告诉你的孩子，父母的需求是什么，父母是怎么想的；让孩子说出自己的需求是什么，孩子是怎么想的，都摊在桌面上说清楚。

第三个步骤，讨论解决问题的方法，不是所有问题都能够解决，但最起码可以讨论出一些解决的方法。

第四个步骤，挑出接受的和不接受的，然后去实施。所有的问题可能都会找到方法，这些方法有的是孩子提出来的，有的是家长提出来的，把它们都写下来。但是并不是写出来都让孩子执行，写的目的是为了让他思考，他觉得这些方法哪些是能够接受的，哪些是不能接受的；能接受的付诸实施，不能接受的可以同家长继续讨论。但如果孩子接受了不实施，那么他就一定得承担自然后果；当他承担的自然后果多了，他自己觉得有压力了，这个问题就好解决了。

　　培养孩子基本的社会道德、社会规则意识，不是一天两天就能培养起来的，这需要时间，需要整个家庭共同努力。孩子屡教不改的原因实际是出在以前而不是青春期才形成的，现在的观点认为应该是6岁以前积累下来的，6岁以前这个阶段相当于一个休眠期，只不过到青春期爆发了。如果家长对孩子在儿童时期出现的问题处理得好，那么实际上到青春期不会有这么明显，应该不会发生屡教不改的情况。事实上青春期这个阶段，家长在前面有一些没有注意到的问题还是能够改善的。青春期应该是一个可弥补的阶段，过了青春期想弥补都难了，直接会给孩子造成心理阴影。

　　让孩子体会错误行为带来的自然后果的过程就是孩子独立的过程，父母应该鼓励孩子自立。我们培养一个孩子的目标，显然不是让孩子成为自己的附属品，应该是帮助孩子成为一个独立的个体，让孩子自己做自己的事情。有的家长认为让孩子自己做自己的事会带来问题，其实让孩子做自己的事情，让他亲自经历各种问题带来的挣扎，他就能够在错误中成长了。尤其是在普通的家庭生活中，不会有什么致命的错误。没有这些错误，孩子不可能学会自己做自己的事情；亲自经历各种问题带来的挑战后，他就成长了。

当一个小孩子出生时，连睁眼都不会。然后一直到他自己能够翻身，能够坐，能够爬，能够走，能够跑，能够自己吃东西，能够自理。在这个过程中我们看到了一幕幕惊喜的场景，就是孩子自己的成长。在这个过程中，小孩从会爬到突然有一天扶着一个东西，自己站起来，他再趴下再站再趴下再站，经过几天练习，没人去管、没任何人去帮助他，孩子便学会了如何站立。由此我们可以看出学习是孩子天生的一个本能，他只要有需求，他一定会去学，一定会去练，一定会去做。但是您可以想象一下，在他自己练习的过程中摔了多少跤，看着真挺心疼的，不过他成长了。

青春期的孩子也应经历这样的过程，你可以让他在痛苦中挣扎，当然这个痛苦应该有限度。家庭生活不是社会，孩子一进家门遇到的一切麻烦，他自己都可以摆脱出来，家长不用怕他挣扎不出来，想去帮他。只要是在家庭内部的事，包括从社会上带回来的麻烦，他都能够解决。

三、培养孩子的责任感

责任感对孩子的未来很重要，而这恰好是许多孩子欠缺的地方。需要家长帮助孩子把依赖感降到最少，让孩子成为有责任感的人。现在有很多孩子会推卸责任，会把自己的很多问题推给别人，仿佛跟自己没关系。出现这种问题不是今时今日形成的，起源于在孩子小的时候家长就没有意识到这一点。

比如，在孩子小的时候，他撞到墙了，很多家长的表现是打墙，把墙打一顿，不是孩子的问题。但是你可以换一种角度，跟孩子说："你看你撞到墙了，很疼吧！墙其实也很疼的，你给墙揉一揉。"这两种方法的效果是不一样的，体现在他对责任感的认识上是不一样的，孩子撞到墙了，是孩子不小心，而墙没动，家长打墙是没道理的。要告诉孩子是他侵犯人家了，他自己可能确实很疼，但是墙也很疼，需要孩子给墙也揉一揉。如果一直在这种教育环境下成长起来，相信孩子大了以后，依赖感一定会很少，一定是一个有责任感的人。

但如果从小打墙打地成长起来的孩子，他会形成这样一个心理，"这点事情我都可以赖给别人，我完全可以把所有事情赖给其他人。"

例如，孩子自己吃饭不小心噎着了，他可能说："这饭怎么回事！"很多家长会应合："这饭太硬了太粗糙了。"事实上这种做法是不恰当的，家长应该告诉孩子是他自己不小心，以后应该慢点儿吃，嚼细点儿，而不是饭的责任。

这个问题需要我们进一步思考，需要通过我们的努力让孩子的依赖感降到最少，这样他才能够进入社会。如何做需要以下这些技巧：

一、让孩子自己做选择。这个其实是家长的技巧，给孩子选择的条件，这样有利于孩子往自主方向上发展。孩子自己去做选择的过程，他就有意识地自己去做自己的事。

二、尊重孩子的努力。不一定所有努力都有结果，但只要他努力了，家长就一定要尊重他的努力。

三、不要问太多问题。他正在努力做一件事，若你问他过多的问题，他就会烦。因为一件事他都想好怎么做了，你再告诉他怎么做，他一定会烦。虽然他是孩子，但他和成年人没什么区别，他在思想意识上是一个独立的人。

四、别急着提出建议。小孩子从零岁开始就在不断地探索学习，他也需要别人提出建议，但一定是在他自己努力之后，再提出建议才是有效的。如果家长上来就提了个很好的建议，首先抹杀了他的努力或者抹杀了他努力的欲望，其次这个建议将成为他脑子里模式化的东西，创新精神可能就少了。孩子太习惯拿别人给的建议去做事了，从来不会去想这个问题的很多具体内容，所以才造成他们的很多考虑并不深入。

比如，老师问学生："讲生物学要讲环境保护，环境这个词我们每天都在说，什么叫环境啊？"但是这个问题却把几乎所有学生给问住了。什么叫环境，没有人探讨过这个问题，其实根本原因不在学生身上，而在于他们的一个思维习惯，他们从小到大没有自立的过程，全都是在听别人的建议，自己没有查过这个词，没有去探索过。

五、鼓励孩子善用外部资源。孩子最后进入社会真正是靠父母吗？不是，他要靠周围的人和朋友，从小或者说从青春期开始，就应该让他有意识地去利用外部资源。有些问题家长是知道答案的，但是你可以让他上网查、查字典、查书，去问其他人完全可以。最后一定不要毁掉孩子的希望，尤其是青春期孩子的希望。

有这样一个故事：一个外国的小女孩兴冲冲地说："我想要一匹小马，想养马。"孩子的爸爸说："你想要一匹小马啊，太好了，有一匹小马是一件多么幸福的事，那我们就一起努力养一匹小马吧！我们需要一定的资金基础，让我们一起努力吧。"从那开始孩子就开始攒钱，所有的零花钱全攒下来，但马是很贵的，那些零花钱很难买到马，她就不间断地攒着。同时她就觉得应该进一步去了解马，于是她就在马场找了一份兼职的工作，做义工，偶尔还能骑一骑马，和马接触。等到孩子长大了，她虽然没能买一匹马，但她把存的钱，买了一辆自行车，这是一种成长。看了这个故事，我们会发现这孩子的希望对她来说是动力，如果父亲上来就毁掉它的话，那孩子的希望在那个时候就破灭了，连一辆自行车孩子也得不到。

事实上在这个过程中，孩子是在不断探索中，发现买一匹小马对于她来说不现实，那只是儿时的一个想法，孩提时的那种美妙会让她记一辈子。但最后她回到了现实生活，买了一辆自行车，这都是教育，都是我们要探讨的问题，不要毁掉孩子美好的希望。

四、孩子需要被赞赏

孩子的成长过程中需要家长的表扬和赞赏，因为能够得到足够赞赏的孩子，更愿意为自己设定较高的目标。但善意的赞赏有时会带来意想不到的拒绝，有时候家长对孩子说："你可真棒你可真好"，孩子可能根本就不理你，因为你赞赏点不对，所以赞赏需要谨慎。可见应该学会如何及时准确地称赞孩子做的好的事情，鼓励孩子，这很重要。

家长该如何做呢？

第一，描述你所看见的。

比如，孩子做一件事情成功了，你可以说一下这件事。举一个比较简单的例子，孩子在扫地，帮家长做家务，你可以描述："你在扫地呀？"孩子会直接地再反问你："妈妈（爸爸）我扫得干净吧？我扫得多么的干净啊。"他自己就称赞自己了。而反过来家长说："你扫得可真干净啊。"孩子没兴趣了。这个是称赞，因为扫干净这件事孩子知道，你只需要描述就足够了。孩子自己会有一种自我欣赏的过程，用不着你把所有事情都说出来。

第二，描述你的感受。

孩子扫地这件事，家长可以说："妈妈看到你扫地，我很幸福。"那孩子就会说："妈妈你看我很棒吧，我都会帮您做家务了。"这是对孩子最好的称赞，因为孩子很在乎父母的感受。

第三，把孩子值得赞赏的行为总结为一句赞赏的话。

比如，他通过努力学习最后达到了进步，家长就可以说："孩子你最近真的很努力。"你不用说："你进步可真好啊。"孩子知道自己真的很努力，他自己就会去赞赏自己，所以赞赏的技巧太重要了，家长平时使用的语言太多都是无效赞赏，如好、棒、厉害，其实很多时候孩子根本就听不进去。虽然看起来家长整天在赞扬孩子，但事实上你的孩子根本就没有真正得到你的赞赏。

父母如何看待自己的孩子会影响孩子的行为，你们想让孩子成为什么样的人，那么孩子就一定会成为什么样的人。所以父母需要帮助孩子从角色中释放出来，鼓励孩子做真实的自己。现在的很多孩子并没有做真实的自己，他们是在为别人活着，为了取悦父母、取悦老师、取悦同伴，都不敢说出自己的感受，没有真实的自我。这对一个人来说是多么悲哀啊！

以前有篇文章，描写的是有一点自我封闭的小女孩。这个小女孩的父母对她照顾得非常好，父母从小到大就认为她是特别乖巧的一个孩子，她的父母也为此感到非常自豪。但是当他们接触到一些新的理念后，他们觉得是不是自己的一些行为让孩子受到了一些影响，孩子把自己给装起来了，没有了真实的自我。于是，父母送小女孩参加了一个心理辅导班，在不断学习的过程中，家长感觉他的孩子没有太大的表现、没有明显的改变。直到有一天，妈妈拿了一块蛋糕给这个小女孩，要是平时小女孩一定会特别高兴，接过来就吃了，但是那一天这个小女孩突然跟她妈妈说，我想吃巧克力的。注意这个时候，她妈妈的表现是欣喜、是兴奋、是幸福，因为她终于通过一系列的帮助，让孩子展现出真实的想法。

我们可以想想现在的工作和生活，包括我们自己的做人，是不是能够把真实的自己放出来呢？其实这样的时候并不多。一个人在社会中有角色问题，有的时候我们可以把自己装起来。但作为一个天真无邪的孩子，一个仅仅处于青春期的孩子，他都要这么故意把自己装起来，为别人活着，家长怎么期待孩子以后会有更大的发展呢？所以，需要鼓励孩子做一个真实的自己，不要抑制他。

你是孩子的父母，是孩子最亲近的人，所以永远不要低估你的言谈举止对孩子一生的影响。

举个例子：有位学生学习成绩非常差，父母参加家长会都会有点抬不起头的那种感觉，老师一般对这种学习相对差一些的孩子有偏见，家长也会受连累。家长会结束后，家长的单位同事可能是出于关心地问："你们家孩子考得怎么样？"这位学生的家长是这样回答的："又考了一个年级第一，正数的。"

这位同学当时心里很难过，恨不得有个地缝就钻下去，因为他觉得自己让妈妈受了很大的委屈，在学校受老师挤对，到单位还得替自己说谎。于是回家后他对妈妈说："我一定在下次您开家长会时考年级第一，否则我就不是您儿子。"从那以后，孩子很努力地学习，不再去打球，也没有看电视，把这些时间都投入到学习中。果然到期末再开家长会的时候，他的成绩是年级正数第一。因为家长的一句话，孩子有了努力学习的动力。通过这个例子要提醒爸爸妈妈们，永远不要低估你的话对孩子一生的影响，你的一句话可能会决定他的命运，包括你的讽刺和挖苦。如果能给他积极正面的评价，那对孩子太重要了。

那么，怎么能够让家长帮助孩子从角色中释放出来？让他做真实的自己，有更好的发展呢？有以下三个技巧：

一、寻找机会，让孩子看到一个全新的自己，给孩子一个证明自己的机会。家长应该寻找一定的契机，寻找一定的机会，让孩子能够通过自己的努力看到一个全新的自己。当然这不一定需要花费很长时间，前面提到那个自闭的小女孩，她表达了她的想法，她不想吃她妈妈拿来的蛋糕，这时家长不但没有拒绝她，反而给她拿了一个想要的巧克力口味的，并且赞赏她说："你做得太好了！你已经把自己的真实想法说出来了。"这个小女孩就在这个基点上进一步发展。

二、创造机会让孩子另眼看待自己。尤其是很多自卑的孩子，他整天在成人的社会里边，看到谁都强壮、能干、有能力，他做点什么事都捉襟见肘，自卑太正常了。但是如果家长能够创造机会，让孩子看到自己的潜能，看到自己的能力，他就会对自己另眼相看，就会有一种自信的提升，对孩子的发展就会有利，让他能够在角色中释放出来。

三、让孩子无意中听到父母对他的正面评价，一定要表现得是无意识的。例如上面那个成绩不理想的孩子，他的家长如果这样跟他说："孩子，我觉得你能考年级正数第一。"这样肯定对孩子是没有刺激的，而是妈妈单位同事的问话，让孩子无意中听到妈妈对他的一个正面评价，他才有可能在这个基础上去做一些事；最后是以身作则。

所以要让你的孩子从角色中释放出来，让孩子做真实的自己，要求家长以身作则，通过学习，以一个有魅力的男性或者一个有魅力的女性形象，展现在你孩子的面前。

第三章 成为健康、快乐、自信的女性

在人类社会中，男性和女性共同存在。作为一个女性，你当然需要了解自己的生理状态，同时你也需要了解异性的生理状态。同样，从心理的角度认识男性和女性，对女性来说也是非常必要的。

第一节 认识两性的生理状态

在青春期发展过程中，男生和女生的生理发展特点是不太一样的，你需要了解自身的生理发展特点，也需要了解异性的生理发展特点。首先，我们了解一下男性和女性的生理状态。

从男性的角度讲，我们会发现男性生殖器官和女性是不一样的，男性的青春期生理发育，需要女性了解的有以下三点：

第一，男性的生殖系统主要是两个方面，一个是

阴茎，一个是睾丸。在青春期发育阶段，男性的阴茎和睾丸都会变大，睾丸开始产生精液，也就是精子。在这个过程中男性的生殖系统即阴茎和睾丸开始趋向成熟。成熟的基本表现为：一是生殖系统整体会有明显的增大；二是它的基本形态，尤其是阴茎形态变化比较大，明显和儿童期不一样。

第二，男性除了生殖系统发生变化以外，在人的整个形态上也发生了一些变化，比如说体毛加重，即身体上的毛发开始加重，长胡须；声音变得低沉，激动的时候甚至会走调。如果女生听到男生跑调，应当知道在青春期生理发育中这是一个很正常的现象，没有什么奇怪的，当然也不要去讥笑他们。

第三，汗腺开始发育得比较旺盛，会有大量的汗液分泌，会有大量的油脂分泌。在青春期的男性会长出大量的青春痘，在脸、脖子、背上会有很多小痘痘出来。同时身体变得更加强壮，肌肉更加有力量。在这个过程中我们会发现一个小男孩真的成长为一个男人了，这是我们能够在直观上看到的男性生理变化的一些特点。

对于女性来说，在整个生理变化上和男性是相似的。

首先，女性的生殖系统中相关的一系列器官明显发育，卵巢、输卵管、子宫、阴道、外阴等，与没有发育的状态有了明显的变化。在此过程中身体的整体激素水平也会有所增加，造成身体其他部分的一些变化，比如乳房开始发育，逐步走向成熟状态。乳房发育的大小是跟遗传有密切关系的。

第二，身体上也会长出比较浓密的毛发，体毛、阴毛、腋毛都有一定的发展，这些现象都跟身体的激素水平有关系。

第三，身体会长高，趋向于成人的高度；体型也会发生明显的改变，比如说她的臀围会变宽，并且会有点略微发胖的状态。女生在整个发育过程中，她的脂肪含量会有所增加，跟男生一样也会受到小痘痘的困扰，这些也都是因为激素水平造成的。

因此，作为女性如果关注到自己身体变化时，或者关注到异性身体变化时，千万别惊诧，因为这是正常现象。有时会发生类似这样的情况：一个女孩看到自己身体的种种变化时，她会很害怕、会有畏惧感，无意中看到男性身体时，她会有一种罪恶感，也会有一种很不舒服的感觉。这些问题的最主要原因，是她对生理方面的知识了解得不够。一个生理卫生老师，或者一个学过青春期生理知识的家长，如果发现你的身体出现了这些变化，应该是祝贺你的，祝贺你从一个小女孩变成了一个成熟的女性，你更具备较完善的能力了。

第二节　青春期女孩生理状态的变化

青春期的女孩整体上出现了一些变化，这是女性成熟的标志，所以青春期的女孩面对自己生理和体态上的变化不要有负担，因为世界上所有的女性都要经历这个发育阶段，这是再正常不过的现象，希望我们正视这些生理和体态上的发育，做个健康漂亮的女性。

一、女孩体态的变化

女性体态上的变化主要在三个方面，都是女性在青春期阶段比较关注的。

第一，乳房大小。许多女性和自己的男朋友探讨过关于乳房大小的问题，男性的观点大概有两种：第一种认为乳房大才美，觉得这样性感；另外一种观点觉得乳房那么大，累赘、不好看。这两个观点在现实中确实存在。对于在青春期的一些女生来说可能会有这样的困扰，有些人认为自己的乳房大，觉得不好看；而有些人认为自己的乳房小，觉得不好看。对此必须要强调的是，乳房大小跟你的想象没有任何关系，这是遗传造成的，是受你的遗传物质影响的，你为这件事伤脑筋没有任何意义。可能有女性认为不对，胸小我可以去隆胸，往里边添点东西变大，实际上这样做是不值得提倡的，因为从专业的角度来说，乳房具有哺乳的功能。我们是哺乳动物，试想一个完善的结构通过人为的破坏，让它发生了一个表征上的变化，可能会对这个器官造成不可恢复的影响。因此从专业角度看，不管你的乳房大还是小，自身很重要，不要整天去想着这个事，要相信自己，乳房的功能是最主要的。

第二，体毛问题。到了青春期，女性的体毛也会变重，尤其是有些女孩子甚至像男孩子一样有胡须，实际这不是胡须，是嘴边的汗毛有一些重，看上去有点像胡须，身体上也可能这样。体毛加重了很多人会觉得不好看，然后就刮，或者用什么脱毛的药品，去除这些毛发。事实上刮它是在刺激它，生物体就会觉得你对它进行这种刺激，目的是为了让它再快点长，所以会越刮越重。有人认为可以用脱毛露等最流行的脱毛产品，直接在相应的部位抹上脱毛霜，毛发就自然脱掉了，身体也没受什么损害，也没有什么明显的刺激。实际上是有刺激的，并且这种刺激甚至比刮还要可怕，因为有些产品里边含有一些毒素、毒剂，这些毒素、毒剂是积累性的，就是一旦抹上，它不仅会对你的毛发造成损伤，也会被你的肌体吸收，对你的肌体可能会造成更深刻的影响。体毛问题还是希望不

TANTANDEXING TANTANDEJIAOYU

第三章 成为健康、快乐、自信的女性

要去管它，在青春期这属于正常现象，过了青春期以后，就没有这么明显了，因为这个时候你的激素水平是比较明显的，过了这一阶段就没有这么厉害了。

其实体毛在进化上是一个很好的现象，因为与其他动物身上的体毛不同，体毛像衣服一样，对于我们身体是一种保护。青春期阶段体毛的发育或产生，说明你是一个非常正常的生物。如果没有出现这个现象，你倒应该担心，那有可能是身体发育存在什么问题。

第三，发胖及减肥问题。青春期发胖是很正常的，因为激素水平的升高，脂肪含量会有所增加，脂肪含量增加使体态变得有些胖。但是现在社会上以瘦为美，尤其是对于女性，认为"骨感"感觉更美。女性朋友中曾经流传过这么一句话——这年头谁还嫌自己瘦啊！

可能许多男性陪女朋友去逛街时都会遇到这样的情况，你的女朋友到一个商店看中一条裤子想买，但试完后发现她怎么也穿不进去。她出来后会显得很懊丧，她会说："我怎么可能穿不进去呢，我又胖了。"男的会说："这有什么问题吗？你这条穿不进去，身体有一些胖，但不影响你的美观、大方，不影响你的各种功能啊。"对此，女性会摇头："你们男人是不能理解的。"通过这个例子我们能看出，发胖问题可能确确实实困扰了许多女性，而不仅仅是青春期女性的问题。

有发胖自然就会有减肥。现在市面上的减肥药五花八门，而且价钱很高，其中利润空间很大，减肥药盛行源于女性对于自己体态的不满。其实发胖是正常的，如果你身体里真的没有一定的脂肪含量，那就只能等死。我们可能在电视或媒体上看见有很多明星、模特处于明显的亚健康状态，甚至有猝死的可能，当然这不一定是因为减肥造成的，但是至少过瘦的样子，从生物专业的视角来说有点营养不良，也就是说她的整体营养状态不是很好，她整体的脂肪含量没有那么多。若是为了一种病态的美去减肥，这是对生命的一种亵渎。青春期的女性，如果为发胖这一件小事而懊丧，没有任何意义。

都说女为悦己者容，许多女性之所以减肥，之所以让自己看上去更骨感、更美丽，很大一部分是希望她的异性朋友高兴。用各种不恰当的方法减肥，如果瘦得跟柴火一样，异性不会觉得这样是美的，何况那样对身体又有损害。在青春期阶段，你体态的变化——发胖是一种正常的现象，完全没有必要用病态的方式减肥。

青春期发育阶段，健康无疑是第一位的，其次才是美的问题。体态上的变化是大多青春期女性都会遇到的问题，我们要有正确的态度勇敢面对。有个健康的身体我们才能有美好的未来。

二、青春期女性的生理困扰

困扰青春期女性的还有生理上引起的问题，这些问题处理不好也会影响女性的身心健康，主要包括以下三个方面：

第一，月经及痛经问题。女性到了青春期会有月经，第一次来月经在专业上叫初潮，它的基本过程相当是在为生殖做准备。卵巢中卵会成熟，成熟以后排卵，随着输卵管向下运行，如果没有遇到精子过来授精，会进一步到子宫，然后通过阴道滑落出去。在这个过程中，身体为了卵细胞授精着床做准备，激素水平会上升，于是就会造成子宫壁的厚度增加，为了后代的孕育，大量的营养通过血液运输到子宫这里进行充实，但是由于没有授精，没有着床，没有受精卵在这儿存留，过一段时间后它就会褪掉了。在褪掉的过程中，就会造成内膜脱落，大量血液流出，这就是月经。排卵周期差不多是在28天左右，按现在的公历计算，就是一个月左右会有一个排卵的过程，就是月经。

事实上月经对于女性来说，应该是一件值得骄傲的事情，人类社会之所以能够生存、发展，和女性的月经是分不开的。女性在这方面付出了很多，因为她在一个月的过程里要消耗大量的营养、大量的精力、大量的体力来为月经做准备，所以在月经前后这一段时间会觉得比较累。

困扰女性的另一个非常重要的问题就是痛经。如果我们翻阅一些资料就会发现，现代社会痛经现象很普遍。但是在起初更早的时候，痛经在中医理论上是种病，是一种病态。现代社会我们不觉得它是病，因为大家差不多都这样，尤其是青春期的女孩子，80%到90%以上的女孩子几乎都有这样的困扰，并且疼起来非常地难受。每个人痛的具体感受可能不一样，但这确实是一件让女性很痛苦的事情。

痛经出现如此高的比例是有原因的。一方面，我们现在的很多食品里含有激素，这些激素可能会对女性的身体，尤其是对这种调节的过程造成混乱，使得青春期提前。一般情况下，女孩子青春期应该是十二三岁时，但是现在女孩子整体的性器官发育，基本上已经往前挪到大概10岁左右，第一次月经也前移了。这种现象实际上是由激素本身造成的，但事实上这个时候女孩子身体的器官并没有发育到能够承受这种压力的程度，因此会有痛经问题。这是一个比较普遍的现象。

另一方面是女性的生活习惯，比如说现在为了追求"骨感"美，把大量的脂肪减掉；为了追求"骨感"，穿特别薄特别瘦的衣服。冬天零下多少度，街上很多女孩穿得都非常少，很多人还穿单的衣服。青春期阶段你可能不会觉得有什么问题，但这对身体是有损害的。青春期阶段受到损害的表现就是痛经，因为月经前后身体的消耗会比较大，所以在这期间就需要保暖，可是由于减肥脂肪却没了。从专业角度讲，脂肪是有保温作用的，如果脂肪被减掉了，再不注意保暖，身体就很容易受到损伤，痛经就是表现之一。因此需要女孩子有一定的自我保护能力，这种自我保护要从自己的生活习惯入手。在月经期间，不要吃生冷食品，不要做非常剧烈的运动，消耗体力显然会对你的身体不利。

这两个方面是对现在痛经的一种解释，虽然不全面，但是至少有助于进一步思考，在青春期没有必要去减肥，同时要注意生活习惯以助于问题的解决。有人说那吃药有没有用，我认为药物应该以滋补为主，尽可能还是少用药物，因为对痛经、月经不调等缓解的药物，现在用激素做原料的比较多。最好还是用中医的调养、食补的一些方法进行调整。

第二，青春痘问题。由于油脂分泌旺盛，激素水平增加，青春痘不但是困扰男性的一个问题，也困扰着很多女性。对此，需要注意两方面的问题：一方面，没有必要被它困扰得太厉害，因为这是正常现象。有人会说如果这是正常现象，为什么有些人有，有些人就没有呢？原因有很多，有遗传方面的，有些人油脂分泌没那么旺盛，青春痘本身相对较少；有些人可能脸上就不明显，可能青春痘长在背上。每个人的体质也不太一样。另一方面，就是生活习惯引起的问题。有些人经常会做一些面部的清理工作，对油脂处理比较及时，虽然也有青春痘，相对来说可能就比较弱。女性和男性不一样，女性更爱干净，所以卫生问题应该在女性身上出现的比较少。卫生问题对于青春痘是有影响的。

当你脸上出现了青春痘时，千万别挤。你用外力将它挤破以后，就对你的皮肤造成了甚至可以说是永久性的损伤。这种损伤和痘痘长出来再慢慢自己退下去肯定是不一样的，一旦挤破很可能会造皮肤伤害，把痘印留下了，这不但影响你整个面部表情，更糟糕的是挤破以后可能会造成感染。那就不只是一个小痘的问题，而是大片皮肤损伤的问题，严重的可能会毁容。我们要正视青春痘的问题，但对它不需要采取极端措施。

第三，性感受和性欲望问题。对于女性来说，在青春期发育阶段确实也会存在性感受和性欲望的问题，这是生理需求，虽然不是所有人都那么强烈，但是有些人欲望会比较强烈。在网上曾经看到过一个调查问卷，是关于女性性欲望的一个调查，其中有这样类似的问题：你有没有在有些时候有被强奸的欲望？有没有在某些时候有希望与异性发生非正常性关系的欲望？有没有长期处在一种压迫状态下等等。可能当你第一眼看这个调查问卷的时候，你的感觉是女性不会有这样的想法。但调查的结果是很多女生会有这样的感受。如果把男性和女性放在一个平等的地位上，你就会理解这个结果了。

有些女孩子在一定时间段都有类似的想法，即性幻想，希望有这样的性感受，希望有这样的性欲望，并且有些性欲望很强烈。在心理学上也认为女性确实应该是有性感受和性欲望的，但是她们的感受应该没那么强烈。由于女孩心思比较细，她会将这件事情进一步放大，比如罪恶感的产生，因为长期受传统思想的教育，她会认为有这种性冲动的想法是必须回避的，进而有负罪感，甚至有些人会觉得想这种事情就是在犯罪。

事实上有这些性欲望就有相应的性感受，这是一种正常的现象，所以女性不应过于紧张。这种想法就像我们有胳膊有腿有脚有手，它们能完成相应的活动一样，都是正常的。如果从生殖的角度讲，有这些性感受和性欲望对今后的生殖是一种促进。如果能将这些性感受找一个亲密的人说出来，那能够促进未来的身心发展，所以遇到类似的问题，不要回避也不要放大，应该正确处理。所谓正确处理就是当你觉得这个想法太有负罪感，那么你应该找到一个出口，或者找到朋友、找到相应的人去诉说这个问题。

第三节　从心理上关注女性

从心理角度认识女性，可以了解到，女性在青春期心理变化的方向完全和男性不一样，主要是在情感方面，比如说认识能力、对朋友空间的需求。虽然性功能逐步成熟，有一定的性欲望，但是这种强烈的程度和男性是有差异的。尽管现在研究表明，女性的这种性欲望要比想像中的大，但是和男性比确实还是有差异的。当然感情生活显然要比男性丰富得多，感情活动也要比男性丰富。

一、认识自我从心理开始

对于女性来说，生理和心理发展不平衡，生理先于心理，心理体验先于思想价值观的成熟，特别是对于青春期的女孩子非常明显。生理和心理发展不平衡，就是生理具备了生殖的基本要求，比如说性器官发育成熟，整个的身体状态也发展到与成年女性完全一样了。但是她的心理承受不够，性行为在生理上对女性可能损伤没那么大，可是在心理上，跟男性相比，女性受损伤会很大。因为女性生理的发展确实是先于心理发展，心理要比生理成熟晚，所以女性自己必须要意识到这一点；如果意识不到，你觉得自己的生理和心理是完全一致的，那么有些问题可能就会出现，处理很多问题时就会有偏差。

另外，女性的心理体验先于思想价值观的成熟。心理体验指的是性欲望，女性在这方面由于感情细腻，在心理上的体验相对会多一些，在脑子里想的也就会多一些。但是青春期的女孩子在想象过程中自己也知道，她不能确定——是不是这个就是我的价值取向？这个问题在这个时候还不确定，只可能是一个萌芽，这个萌芽和你真正的价值取向和成熟价值观还差得很远。

男性女性在心理角度，尤其是性心理角度成熟是不同步的，男性和女性在性心理的需求上也是不一样的，男性更多的是追求性，女性更多的是追求情感。

在了解性生理和心理变化的基础上，女性用"自我强大"直接面对社会中的男女不公平，因为社会中男女不公平确实存在，但要用"自我强大"面对它时，我们必须要判断其来源，即我们需要变得强大的原因。

分析社会中男女不公平生理层面的来源，也就是歪曲理解的男女生理层面的差异，这样就让社会中很多人，甚至包括女性本身把自己认为是一个胆小懦弱、藏不住话、做事不敢冒险、好背后议论人等那一类具备弱点的个体。曲解会引出这些观点或想法，男生天生强壮，不论生理功能还是身体条件就比女生有优势。事实上并不是这样，从专业的角度看，所有生物的进化，各种器官功能的进化都是向着专能专一的方向去的，这就有点像流水线。

举一个例子：一个人一天能做5双鞋，而做一双鞋需要5个步骤，一个熟练工通过5个步骤来做5双鞋，5个这样的人在一起做一天，那应该是25双鞋。我们换一个角度，如果把这5个步骤进行分解，5个人分别承担其中的一个步骤，当然也是熟练工，5个人共同合作来做一双鞋，到第五个人那儿完成一双鞋。这两种方式比较，从经济上讲，肯定是第二种方案做的鞋更多，因为工作进行分解后，提高了每一个工作步骤的效率，从而能够做更多的鞋，远远要大于25双。

在生物进化过程中也是这个道理，我们身体的器官趋于更专能、更高级、更先进，比如说我们人身上有鼻子专门负责喘气，眼睛专门负责去看一些东西。假设想象一些单细胞，比如一个小的细菌又要喘气，又要去感受外边的世界，但是它只能靠它本身这一个细胞完成所有的功能，那么显然它没有我们感知的更明确，没有我们的效率高。

因此，我们要从生理上理解一下男性和女性。男性的生殖器官有两个孔实现排泄、排遗、生殖，排泄就是撒尿，排遗就是拉屎，生殖就是生殖活动。具体的生殖活动其实很简单，就是男性的阴茎勃起进入到女性阴道，然后射精，精子通过女性的阴道、子宫到输卵管，遇到卵细胞受精这么一个过程，实际上男性生殖过程最简单的就是射精。

女性生殖有专门的阴道，排泄有专门的尿道，排遗有专门的肛门，就此看出从生理层面，从进化角度上讲女性生殖系统其实要比男性高级。从生理上看，男性肌肉的发达程度确实要比女性强，但是女性对于活动的理解力、精细程度的控制能力，包括语言表达能力要比男性好很多，这是大脑的问题。女性在发育过程中对语言的理解、对动作精细控制等很多方面是优先发展的。

因此女性自卑没有任何道理，男性对女性的不公平的看待，也是没有任何依据的。女性要真正的"强大"首先就要从自己的生理层面上了解自己，正视自己。同时也要正视女性与男性的区别，这只是生理分工的不同，可不是谁强谁弱。

二、柔美并不代表懦弱

生活就是各有分工，在今天的社会，按脑力劳动者和体力劳动者作为分工的一种可能有点过时了，但如果按此分工，女性更偏向脑力劳动者，男性则偏向体力劳动者。如果这样分工，我们想象一下谁更有优势呢？其实应该是女性更有优势，由此可知男性女性生理上的差异被理解为男性更强大是毫无根据的。之所以要提醒女性自己并非弱者，是因为女性长期被性别问题压制，自己都会觉得不如男性，但事实并非如此。

生物的个体都是美的，只不过每一类型生物在美的方向不一样。从性别的角度上讲，男性美的方向是力量，女性美的方向是她的思想。女性不只是在生理层面上被曲解，造成了男女不公平，同样在社会中，在心理层面也存在被曲解的现象。男性在心理上的发展，尤其在青春期阶段，他会更多地趋向于追求异性，追求性知识，然后发泄自己的性欲望；而女性在感情上更加细腻。这样在社会活动过程中，就会看到男性暴躁、胆大，用褒义词来说就是非常的"爷们儿"。而女性会非常认真地去关注周围的人、事、物的变化，并用心去感受这样的变化，她可能比男性看到更本质的东西，而反过来这些品质用贬义词描述就是脆弱、哭、胆小。假如一条河结了冰，男性一冲动走上去了，女性一看有裂缝就不上去。

另外男性的表达能力没那么强，在青春期他更多的是往性方面想，不会讲更多的话，也不会用细腻的情感去表达，所以男性在青春期把自己看成一个真正的男人，男孩在一起基本上就是打打闹闹，聊天也很少说正经的。但女孩子就说一些更细腻的感情生活问题，这样就被冠以藏不住话。男孩子不叫藏得住话，叫不会表达。女性善于表达，因为她细腻，但在社会上做事不敢冒险，经常可能会背后议论人，这和藏不住话有异曲同工之妙。事实上，议论人不议论人实际上不是贬义，生活中谁在背后不会说说自己朋友和周围人的其他事情，你本身的一些事情也会被别人说一说，这是很正常的，是一种交流。

当然具体问题要具体分析，有些问题可能确实是不应全都说出去的，有些问题是可以说的。男性在这个方面关注自己更多一些，关注其他人相对要少一些，因此在这个过程中，他一般也没有什么背后可说别人。女孩能够关注到别人很多事，因此就被曲解了，更可怕的并不是被别人曲解，而是女性连自己都认为自己是这样的，因为女性从小到大被说惯了懦弱、胆小、藏不住话。从心理学的角度上讲，实际上是有很多人在不断地暗示你，于是你自然就按照这些暗示去发展了。这个时候你需要意识到自己的强大，因为你并不是这个样子，你确确实实能够强大起来。

我们现在社会确实存在男女不平等现象，一个女权主义者说："'女人'不是天生的，'女人'是变成的。"这个女人是带引号的，我们能够理解这个女人指的就是被社会曲解以后，社会所理解的胆小、脆弱、藏不住话、做事不敢冒险、好背后议论别人的女人，这样的女人不是天生的是后天变成的。

女性的细腻柔美并不代表女性懦弱，之所以有这样的看法是社会对女性的曲解，这种曲解长时间存在，自然而然形成了人们的一种潜意识。其实这些就是人们把脑子里的潜意识转嫁到你周围的女性身上后的表象，要想改变社会的曲解需要女性自我"强大"，充分认识自己的生理和心理层面，与男性的不同只存在于不同的分工中，这不是自卑的理由。

三、学会心理释放让自己内心变强大

作为女性，如果你不希望这样，不希望有这种不平等的存在，首先要从自己内心里变得强大，这样才能真正地自信起来。要让自己内心真正强大起来，我们先从心理做起，就是要学会进行心理释放。女性非常需要心理释放，如果你不进行心理释放，那么实际上很多问题解决不了。

心理释放简单来说就是从困境中走出来，这是最直接的解释。现在青春期的女孩子心理困境是非常明显的，并且不是很容易走出来。需要心理释放的原因主要来自于压力，这个压力包括很多方面，比如说生理上的、心理上的、社会上的。

我们来说几个例子：在学校的心理咨询室，经常会有一些女孩子咨询。因为女生在青春期阶段，对于生理方面认识不够，从而造成了包括曾提到的减肥问

题、月经问题等。有位女生，她说她对自己身体变化有一种恐慌，有压力。她对自己乳房的大小很困惑，甚至希望能将乳房去掉。为什么？她觉得乳房对她来说是个异物，她认为这个东西对于她的生活、学习以及以后的发展没有任何用处。

乳房的发育从生理上理解似乎是突然间长出来的。对此，青春期阶段的女生会有不适应，而这种不适应的原因是缺乏相应的知识。其实这时女同学们可以寻求父母的帮助，问问你的母亲；你也可以去问和你相对亲密的老师，你可以把这方面的苦恼跟她说说，从而解决生理变化对你造成的压力。

在心理层面上看，我们这个社会中，中国的传统道德对女性的理解在古代就是"三从四德"，虽然现在我们不用这个词了，但是很多时候还是在这么要求着女性，从而使得女性在很多方面受到了压抑。比如女性的性冲动千百年来可能没有人去关注，很多人似乎认为女性就不应该有性冲动，对女性的这种歧视是长期以来形成的观念，在社会上到目前为止还普遍存在。这些都无形中会对女孩子造成心理上的压力。

有一个女学生，她有一阵子厌学，为什么厌学？老师在同她一起交流的时候，她说我觉得作为一个女孩子很悲哀，想做个男孩。老师问："你为什么会有这个想法呢？"她说："我觉得做女孩子苦恼的事太多了，压得我喘不过气来。"然后她就继续向老师说她的苦恼，她举了两个例子说明做男孩比做女孩好。第一个例子是，由于这个女孩很自立自强，所以她说男生对女生的歧视使她受不了。其实在学校里这可能是一个总体的社会现象，包括青春期的孩子也会有这种现象，男孩对女孩不尊重，而这种不尊重可能男孩都觉得没什么，就是用一种语气说你一个女孩怎么怎么样，用这种话语刺激她，她感觉非常接受不了。第二个例子是站队，有时站队，男生站前面女生站后边，这她也不能接受。当时老师很惊诧，没有想到这个小细节对她有这么大的影响。但是在她看来这种做法确实体现了不公平。她就觉得应站两队，男生一队女生一队，这才是公平的。所以，如果男生站在前面女生在后边就是不公平的。

实际上他们班站队，更多的时候是女孩站前面男孩站后边，只不过可能是因为某些原因调换了，但是这种小的变化都能够对女性，尤其是青春期敏感状态下的女孩子造成压力。这个时候需要女孩子注意的问题就是释放你的压力，不是所有的问题你都要这么敏感，不是所有的问题都是指向你本人的，不是所有问题都像你想的那么不合理，你要具体问题具体分析。

对于青春期的孩子来说，虽然大部分孩子都还在学校里接受教育，但是由于我们现在社会的开放程度越来越高，孩子不可避免地要受到社会上一些观念和现象的影响，社会教育对孩子们的冲击是很大的。

最明显的比如说找工作，许多同学大学毕业后都感觉找工作太难了。首先学历是一个重要的要求，然后还有性别要求，有很多单位只收男孩的简历而不收女孩的简历，并且对女孩还有一些其他的具体要求，这些现象是事实。有位女同学找工作就遇到类似的问题了，虽然找工作有性别要求是一个普遍现象，但是对一个女孩子来说她会感到不舒服，于是在同老师谈论这个问题时她说："我觉得很不舒服，为什么存在这种歧视女性的现象，如果我有机会变成男孩，我一定要改变这个社会的现状。"老师问她："为什么还要想变成男孩来改变这个社会现状？"她说："我觉得在这个社会上做一个女孩子太苦了。"

通过这些对话，我们看到，现在社会上的一些现象已经对处于青春期敏感阶段的女孩子造成心理上的压力了。女孩子需要心理释放的原因主要来源于压力，而压力主要来源于生理、心理、社会。这些压力如果不及时释放，很可能会使她的发展方向偏离轨道。

第四节　做"强大"的女人

女性在社会中所充当的角色和承担的责任是不容置疑的，但是作为个体的女人能做到真正的"强大"，必须从小就开始培养自己的各方面能力，特别是适应社会的能力。

一、解决压力的技巧

青春期就是敏感的时期，尤其对女孩来说更容易带来压力。这些压力不可回避，因为它已经对我们现在的一些孩子造成了影响，造成了一定的障碍了，这就需要我们掌握一些技巧来释放这种压力。

第一个技巧叫做回避和远离压力来源。你可能无法改变现状，或者现在这个阶段没有机会去改变，那么这时回避和远离压力来源就是最好的方法。通俗地说就是不想这件事，你充分地享受青春期给你带来的美妙就足够了，没有必要去考虑更多问题，因为这些问题至少不是你现在马上需要面对的，最起码这是一个缓解你心里压力的方式，是帮助你从心里阴影中走出来的一个切入点，是心理释放的一个出口。

第二个技巧是恰当合理地运用心理防御机制，也就是存在的都是合理的。从社会学的角度讲，之所以在社会上存在男女不公平的现象，是由于历史原因造成的。在原始社会、农耕社会、封建社会，生产更多的需要靠力量。这个状态下男性要比女性有优势，自然他占有的社会资源要比女性多，历史在很长一段时间内是这样的，很多问题直到现在还存在，因此才有了刚才提到的那些不公平，这叫合理。解决这一系列问题也不是一时一会儿的事，因此用一些阿Q式方法认为这些是合理的，对于缓解你的心理压力也是有效的。

在班里有两个女孩子闹别扭了，俩人曾经是很好的朋友，因为女孩子的感情生活要比男孩想的还要丰富。闹别扭以后，其中一个女孩子找老师说："我们两个人原来是很好的朋友，现在关系非常僵，我都想和她断交。""为什么呢？"老师问。这女孩说："不知道为什么，我就突然间看不上她了、看不惯了，没有任何原因。"后来老师通过班上的其他同学了解到她们两个之所以闹别扭，是因为这样一件小事，就是一个女孩对另一个女孩说："我怎么觉得如果找一个男朋友能照顾我，那样挺好的。"老师觉得很奇怪，为什么这样一句普通的话会引起她们之间的矛盾呢？

接着老师找那两个女孩问她们："是不是因为

这句话，你们才不想理对方的？"她们想了半天说：
"有可能。"老师笑笑说："那你们想想为什么你们
觉得这句话会让你们闹别扭。"其中一个女孩就说：
"我认为女孩子应该是自强自立的，而她说出这句
话我就认为她和我不是一路人了，这是我当时的想
法。"另外一个女孩说："我个人觉得我当时说这句
话，没有什么明确的想法，我就是自己觉得这种意识
是挺好的，你看现在没有人照顾我，有一个男朋友照
顾我挺好的。"

　　其实我们可以看出她们两人实际上都是压力问
题。其中的一位女生有点叛逆，她觉得自己很强大，
这种强大带来的是故意去回避很多问题。如果这个女
生的看法任其发展，到最后她可能不会去谈恋爱，会
不相信男性，她可能会自己过一辈子，这也是一种心
理压力过大的表现。而对另一个女孩，她之所以有那
个想法，是因为她有那样的困境，和第一位女孩正好
是相反的，她想到的是寻求一种妥协的办法去解决自
己的压力。这种不同的解决压力的办法，造成了朋友
之间交流时的障碍，引起了她们的矛盾。
　　在她们闹别扭的过程中，老师其实根本没有起到
任何作用，就是在听她们两人说，给她们一个释放压
力的出口，最后回到了这件小事上，她们也觉得这么
点小事闹这么大别扭，太不值了。一个想自强自立是

合理的，而另一个想找个男朋友也没什么不合理的，其实没什么大不了的，最后她们和解了。

从这件事我们看到，运用恰当合理的心理防御机制，是解决青春期出现问题的有效方法。那两个女孩一开始的状态都不是恰当合理的，一个是过了，一个是往后。而在此过程中，当每个人意识到自己的这种压力时，并且能用一些方法去理解它的合理之处，其实她就释放了。一种合理的心理防御机制，能够让你去感觉事情的合理，能够正确地看待各种问题，那实际上就能够保证你的心理释放。

第三个技巧就是重新评价事件或者情境，也就是换个角度想问题。以上面那个例子来说，到最后两个女孩把问题解决了，除了感觉事情的合理性外，更重要的是相互理解了。她们换了一个角度去想自己的朋友，对于青春期的女孩子来说，实际上对朋友的需求是非常明显的，这个时候如果你有朋友且能够从朋友的角度去想问题，那对你的心理释放是有意义的。

有的时候自己的心理压力很难抵抗住或者说自己很难去排解，那么最好就是寻求支持，尤其对于青春期阶段的女孩子来说是最重要的。你可以找两类人帮助你，第一类人是母亲级的人，如果对你的母亲很信任，觉得什么话都可以跟她说，能够把自己的压力或者说自己不知道是不是压力的东西去表达出来，那么就和母亲讲，这样你的释放就有了。母亲级的人其实还包括长辈、老师，前提是你要信任他。第二类人是朋友级的，朋友里包括很多种类型的朋友，比如说有异性的、有同性的、有伙伴关系的、有一般关系的朋友，不是所有的朋友都可能给你支持，但也许点头之交的在青春期阶段可能会给你支持，因为当两个人仅仅是认识，碰头走过去一个微笑、一个点头，就可以帮助你释放心理压力。两个人认识，一扭头谁也不理谁，你的压力就上升了。

当然更主要的释放还是应该和亲密朋友交流，包括异性和同性朋友等。同时找朋友寻求支持的过程，也是有一定技巧的，可以用恰当的心理防御机制来重新评价事件和环境。你也需要从朋友的角度去思考相应的问题，还要参与适当的运动和培养多种爱好，这个策略叫做转移注意力。

有一个小女孩在高二的时候厌学了，她厌学开始时，父母就把她留在家里，办了休学，让她在家里修养一段时间。后来这个孩子情绪越来越糟，最后糟到自闭想自杀。从青春期的角度上讲，这实际上已经走向一个极端，她肯定有压力问题等其他各种原因，造成了她会有这种倾向，比较明确的说应该是这个压力没有出口，她把自己给逼迫成这个样子了。后来她的父母改变了一个策略，给她报了很多班，包括游泳、网球、象棋等，没有班可上时，父母就有一个人请假，带着她出去玩，爬山、逛街，做释放。一个学期以后，这个女孩高高兴兴地回学校了。

通过这个例子，要强调的是，女孩子自己本身也要知道，你所有的负面情绪，积累起来对你是没有好处的，你必须通过适当的方式发泄出去。而这个女孩的父母用的方法就是培养多种爱好，让她转移注意力，她对自己的某些压力或者说不良情绪，慢慢就淡忘了，一旦淡忘这件事情，就不会再往心里去了，她的情绪自然就会转好，最后主动采取行动消除压力。

人生总是会遇到困难，遇到问题，最好的方法就是解决它，永远不要怨天尤人，那没有任何意义。你在环境中生存，环境中的问题确实会对你造成很大影响，但是当你无法改变问题、解决问题的时候，你需要做的事情是适应。有人说生活就像喝凉水，你既然不能够回避它，那你就享受它吧。虽然凉水不好喝，但在喝凉水的过程中如果你适应了，你也能够从中找到乐趣，因此，行动起来改变自己是心理释放的一个积极主动的措施。

改变包括很多方面，但最主要的是心理层面，也就是说你对自己的感受，你需要对自己感受的这个态度做一些改变，最好的办法是聊天看书。找你信任的人探讨，关注一些你感兴趣的书，尤其是心理学层面的，你会慢慢地被正确的方式带着转换过来了。

二、自我保护安全第一

作为女性，安全非常重要，必须得有一定的自我保护意识，包括性安全的意识，如果这一点你都没有，你就很容易让这个所谓的不公平再进一步放大起来。安全问题实际上可以分解成两个小问题，一是关于性安全，这是非常有必要的。现在有很多人回避这个问题，反而造成了很多不良的后果，为什么呢？我们来看两个例子。

第一个例子：有一个男孩和一个女孩谈恋爱，因为生理发育的特点，决定了男孩对女孩在谈恋爱的过程中更多想的是性需求，这个男孩就跟他的女朋友经常会提一句话："你爱我吗？"然后女孩说："爱。"男孩说："那你要爱我的话我们就发生关系。"女孩说："不行。"男孩说："那就是你不爱我。"这是男孩的最后结论。

第二个例子：一个女孩和一个男孩谈恋爱，一个月以后，男孩和女孩分手了，因为女孩怀孕了。

注意这两个例子，第一个例子男孩和女孩谈恋爱，男孩会直接把性这个问题提出来，和女孩交流，最后女孩拒绝，但是他们没有分手。第二个例子，还是谈恋爱，分手了，原因是女孩怀孕了，这个男孩害怕了。从心理层面上讲，女性的性安全不能淡漠。在社会中很多人把性和爱分不开，认为性等于爱，要不怎么体现我爱他呢？怎么体现他爱我呢？不管女孩是主动的还是被动的，这个问题是她没分开而造成的后果，就是有性的状态下把爱给毁了，无性的状态下倒有可能对爱有所阐述。

第一个例子我们能够看到女孩做得非常好，这个女孩把这件事情分得非常清楚，性与爱是不一样的，这样的女孩是强大的。第二个例子中的这个女孩表现得有点傻，因为她没有把性与爱分清楚，这在心理学上叫做心理疆界，也就是说女孩子由于在长期的培养过程中，她不能做到把自己的情绪和别人的情绪分开。她认为她满足了自己的男朋友，就是满足了自己的需求，但事实上结果和她想象的肯定是不一样的。之所以把相对极端的例子拿来比较，是希望提醒孩子们尤其是女孩子，你自己需要有这个意识，性和爱不能划等号。

性与爱是两个截然不同的话题，爱代表着相互的信任、相互的尊重、情感上的满足；性是动物行为，你真的是需要动物行为吗？至少我们现在知道青春期的女孩子在情感上的需求应该是大于生理需求，如果你连这种意识都没有，痛苦的肯定是女孩子。从社会层面上讲，吃亏的女孩子后果会更严重。如果你能够有意识把这个问题处理好，就不会影响到你的感情生活；如果你处理不好，就有可能毁掉你的感情生活。

另一点是生理安全，主要强调的是性病和堕胎。这两个问题不可回避，直白地讲对于青春期的女孩子，虽然在生理上面的发育确实没问题了，但是你必须要注意。因为青春期的孩子心理承受能力还没有足够强，而你在进行性行为的过程中可能会带来一系列伤害。关于性病的原因非常多，更多的是卫生问题。堕胎不但对你造成明显的生理伤害，还会对你造成很重的心理伤害，你孕育的生命被无情地剥夺，这个过程将会使你的心理忍受着非常难受的煎熬。

那怎么办呢？如果你真的需要这种正常的性行为，那避孕是你为了保护自己必须做的。避孕分为很多种类型，比如说物理的就是避孕套，化学的就是吃避孕药物。如果在这两个中选择，我的建议是选择避孕套，物理的方式对你的伤害要小一些，而化学的避孕药物对于你身体激素水平会有一定影响，进而影响到你的生理变化。对于病，包括艾滋病，避孕套是有一定的防护功能。

不管怎么样，在目前这个社会环境下，女孩子在青春期阶段发生性行为，可能对你心理伤害更大，因为社会对青春期性行为的认可度还不大。我们生活在一个大环境中，大环境中有类似的现象，虽然社会逐步开放，但事实上你真遇到相应的问题时，对你会造成很大的痛苦。

自我保护问题其实包括许多方面，比如性骚扰。性骚扰就是外人对你有意的性侵害行为，如异性是有意识地去触摸你，触摸你各个部分都算；有意识地用不好的词语去挑逗你，怎么叫挑逗？就是用语言，包括给你讲黄段子、讲黄色笑话、给你看一些黄色的书和光盘等，有意识地对你做一些引导，可能没有动你，但是他话里话外透着那个意思，这都是性骚扰。

现代社会很多女性都面临安全方面的问题，包括青春期的女孩子也如此。如何防止呢？

第一，必须有自我保护意识，如果连这个意识都没有，你就很容易吃亏。比如前不久网上有这样一个报道：一个女孩子在网上认识一个网友，刚认识两天，俩人觉得挺投缘的。那个网友就约她出来见面，女孩子欣然前往，结果到那里有几个小伙子把她强奸了，然后杀害了。这种令人痛惜的例子非常多。但就这件事情我们追根溯源，先从女孩子身上找问题，就是她的自我保护意识太淡薄了。

有这样一些具体的措施来提高自我保护意识：

1. 在生活中应该学会自我保护，比如刚才这件事情，交往可以，见网友也不是一件不好的事，但是你需要注意交往的时间、地点、方式，你完全可以通过这三个方面去判断是不是有危险。比如如果时间选择了很晚，就可以不去了，或者可以商量一个比较早的时间；交往的地点如果很偏，可以商量选择一个闹市区；交往的方式要搞清楚，若不清楚就去可能有危险。同时你需要把时间地点方式，告诉你比较亲密的朋友或家人，这样做能够保障有人知道这件事。其实最好带个朋友去，这样你的安全系数就上升了。

2. 警惕来自熟人或陌生人的性侵犯。中国的传统礼仪是很好的，尤其是对女孩子礼仪上的规范还是很到位的，实际上我们都有我们自己的规范，这些规范是能够防范性骚扰问题的。

举个最简单的例子：女孩子的家长说让女孩子坐，不会让女孩子劈着腿，要合着腿来坐，实际上这就是一个非常重要的自我保护意识。网上有这样一个案例：一个女孩子有非常严重的洁癖，男性碰过她家的桌子，她就会把这个桌子扔掉，因为男人碰过，脏；男人看她，她会觉得浑身的不自在，这是一个极端的状态。后来调查结果表明，她在很小的时候，也就七八岁的样子，她和她的父母回亲戚家，她的亲戚无意识地碰到她的下体，因为夏天她坐在亲属的腿上。因为这一件事造成了如此大的心理阴影，所以一定要"警惕"来自熟人的性侵犯。

这个例子其实属于一种无意识的性侵犯，但当事人自己认为这件事情是有意识的，从而造成了一定的心理障碍。她必须要寻求心理干预和帮助。

3. 性侵犯者常使用哄骗手段，就是骗你，说话不靠谱，尤其是陌生人的各种诈骗手段花样不断翻新。你在网上可以看到现在都有哪些手段是骗人的，这些信息会不会对自己造成相应的伤害呢？不会的，信息量的扩充对你是有意义的。

4. 性侵犯者的表现，大都是言语上往往说的比唱的还好听，一定是这样，你想要什么，他就会往你那个方向上说。犯罪分子有这个本事，他们很多是摸清了青春期的女孩子需求什么，比如说她有去找朋友的愿望，希望去与理解她的人进行交往等等，他们大概知道青春期女孩子的一些基本特点，那么他就可以用言语进行哄骗，给予空头的承诺。在精神上，因为在青春期这个阶段发展很快，精神上的需求非常多，很多时候，这些犯罪分子是能摸清楚你是怎么想的，进而控制你的精神，甚至你受了骗都会死心塌地。我们要警惕这样花言巧语的人。在行为上，比如说上公共汽车，后边有陌生男子老往你身上贴，你感觉他有意无意地碰你，这样你可以离他远一些，再过分你就需要强大起来，回头说他甚至可以用一些严厉的词语，当然前提是在人很多的情况下，去做这种比较激烈的表现，他就不敢了。

第二，学会拒绝与求助。这又牵扯到刚才提到的心理疆界，什么叫心理疆界？就是正常情况下心理的发展是随着年龄的增长不断地强化的。很小的时候，婴儿是无法将自己和别人分开的。因为他刚出生时，从他的表现上看，他其实不知道自己和母亲到底分别在什么地方，身体上他都不能觉出来，他没有这种意识。而心理疆界就是随着不断地成长，当初那个婴儿会认为我就是我，别人就是别人，我们是有自己相应的一个心理圈子，谁和谁都不搭接，这是一个正常现象。很多人会拒绝，就是因为自己的感受和别人的感受并不一样，我可以用我的感受去回绝别人的感受。但是由于在社会中生活，实际上有些问题我们更多地可能不会从自己的角度去考虑，直接会考虑别人的感受，在某些时候这样确实是好的，为别人着想。但是就性侵犯这个层面，拒绝是很重要的，不应因为附和别人而牺牲自己的想法。

与此同时学会求助，最简单的求助就是喊出"救命啊"，如果受到更明确的威胁时，还有其他的一些求助办法，比如说手机短信、电话、甚至眼神等，你了解一些基本的求助方式和技巧，可以保障自己的安全。具体的措施有：

1. 不要在公共场合谈论彼此的个人私密信息。可能你也接过一些奇怪的电话，问你说："您是×××吗？"对方知道你的名字，你说："嗯，是呀。"那人说："您那个车号是不是××××？您是不是×××年买的车？"这些信息一定都是对的，对方接着说："现在国家有一个政策出台，要退税。"最后就让你去ATM机去转账，多少钱，如何操作……可能你一听会觉得这就是诈骗电话，而很多人可能就会信了，因为信息太准确了。其实是你泄露了你的信息。对于青春期的孩子来说，当遇到这么一个人或者说这么一件事，他很难分清楚是不是骗子。因为这么私密的问题对方都知道，他应该是个熟人，或者说熟人拜托的人，这样就容易上当受骗，容易发生相应的危险。

2. 不要穿过于暴露的衣服。大家非常想展现自己的美，发育的很成熟了很美，后背衣服撕掉不要，衣服短，大腿露出来，小腿露出来，你这不是招贼吗？你这不是让犯罪分子有机可乘吗？对于青春期的女孩子来说，你还没有到这种暴露体现自己身体美的时候，等你有了足够的资本和防御能力再表现。在我们这个多元化的社会，虽然这种现象也是正常的，但至少对于青春期的女孩子不适合，容易让犯罪分子想入非非，进而对你有一些侵犯。

3. 尽可能避免在人流很少的时间和地段单独出入。青春期阶段的女孩子有闺密非常重要，首先可以释放自己的心理压力，另外可以一起去很多地方，包括玩、上学等，一个人和两个人、一群人肯定是不一样的。一个人是比较危险的，应将手机中家人的电话设置在便于呼出的位置，如果遇到危险可以在最快时间内打出。因为现在的犯罪分子可能会是突如其来的，有可能你都没有反应的时间，那就有可能束手就擒，进而发生危险。

社会中有此类事件，并不是所有的地方都是这样。这类现象在社会中发生的比例很小，但是要发生在你身上那就是百分之百，因此我们不得不防。防范的技巧是很重要的，要提高对环境中潜在危险的警觉性，比如有人尾随你，有人有不良动作，用恶意的眼神看你，这些你都要警觉。警觉甚至是救命的，当然这种警觉性，除了意识上，其实还要有一些准备。

国外有一篇报道说：国外在给女生做性教育的时候，会提醒女生外出时带避孕套，这样实际上是一种自我保护，是一个前提。实际上类似这样的准备，女生应该知道一些，至少有这样的意识。

第三，冷静机智是关键，因为一旦你遇到突发情况，不知道怎么做时，可能就会影响自己的思维和决定。

如果不幸遇到突发事件，一定要学会判断环境，看看有没有可借助的资源，看看你发生危险的这个力量如何，看看对方的真实意图怎样。

有个学空手道的女孩子，看上去柔弱文静，有一次她和几个朋友一块去郊区玩，到晚上的时候，她想自己出来散散步，自己就出去了。在散步的路上，她遇上了两个流氓和她搭讪，后来两个流氓试图对她下手。她在很短的时间里就把那两人给打趴下了，然后直接找宾馆的保安，把这两人捆着就去派出所了。别人都问她怎么就能很快把两人治服。她回答："我当时看就两个人，周围没有什么可以借助的东西，没有人能帮我，紧接着对比了一下，觉得能够打倒他们，若打不倒我肯定跑，而不是跟他们对着干。"

她判断一定能打倒他们，因为那两个人喝醉了。有人问："那你为什么不在第一时间制止他们？他们一挑逗你你就揍他们呗，你都判断好了你还不上手。"她说："如果人家就是上来问路的呢？你上来揍人一顿或者你跑了，这不就大惊小怪了嘛！"

还有一个例子，有个女孩被几个强盗劫了，这几个强盗要对她进行施暴，这个女孩开始的时候表示顺从了、不反抗，紧接着当这些人放松警惕以后，这女孩突然间地就喊——有警察！当这些人愣神的时候，这女孩就从路上滚到沟里边去了，虽然受伤了，但是没有遭到侮辱，没有生命危险，跑了。这就叫善于抓住对方的心理弱点。真的遇到突发情况，我们需要见机行事。

从这两个例子可以看出，当你遇到紧急情况的时候，第一步判断周围环境中有没有人能帮助你，第二步看一下力量对比，如果力量对比没戏，不用想就以最快的速度跑到最安全的地方。如果你觉得可以打，你身上真有功夫，那么你可以做，若你觉得不敢应对还是跑。如果不能跑，对方人手很多，并且确实是恶意的，首先你需要采取缓兵之计，不要激怒对方，尽可能地拖延时间，寻找机会逃脱。最后一招要利用女人的直觉，抓到对方的心理弱点，这是女人天生有的，因为她很敏感、感性。用毛主席一句话说，"一切反动派都是纸老虎"，因为他在这个状态下也很紧张、很害怕，可能比你还要严重，你只要能够抓住对方的心理弱点，就可以摧毁他。

三、做一个有社会责任感的女人

女性社会责任感的大少直接关系到你的自信，有很多女孩子自己都觉得不需要担当社会责任。事实不是这样，如女性工作，由于社会的不公平，确实存在一些岗位一些职位重男轻女的现象，这不可回避，但是女孩子自己都觉得我可能做不了，嫁个好老公比什么都好，比什么都强，自己就直接放弃了，就变成了长期不公平状态、认命状态。

这样的认命的情况经常发生在女性身上，实际上女性是有社会责任的，甚至可以说在这个世界上，男性只占了三分之一撑这个天的能力，女性占了三分之二，为什么？因为女性还肩负着生产后代的任务，创造这个世界主要是女性的功劳。建设这个社会要分成三块，女性实际上应该占到三分之二，男性应该占到三分之一。

　　很多人或者说甚至很多女性自己不觉得有社会责任，实际上女性不但有社会责任，而且担当的社会责任很重要，那就是责任和尊重。

　　关于责任，首先你得对自己负责，就是看得起自己，让自己的内心逐渐地强大起来，不依靠，这就叫对自己负责。对父母负责，你如果对生你养你的父母都没责任感，那么你枉为人了。比如说一个人跳楼自杀了，这就是一种不负责任，因为首先不从生命本身的意义考虑这个问题，只是从父母这个角度说，你的死直接造成最大伤害的人是你的父母，说得严重点你是太不负责任了。所以你在对自己负责的前提下，你更多的需要想想身边的人，而身边排在第一位的就是你的父母，你是他们的命。对朋友负责，很多人认为女生朋友少，爱传闲话，交不着什么朋友，确实在某些时候是事实，甚至可能你是无意间就把一些信息透露出去了，让人觉得你嘴不严，进而失掉朋友。对朋友负责就是你的朋友信任你，你信任你的朋友。在我们现在的社会环境中，更多的时候朋友对你来说是非常有意义的。一个人在社会上没有朋友寸步难行。对身边所有人负责就是不给别人添麻烦，不管你在做什么，思考什么，你在考虑到自己、父母、朋友的同时，你的做法想法应该不妨碍到别人，就叫对别人负责了。

关于尊重，首先是尊重自己，别看不起自己，因为自信是前提。尊重朋友，因为你的朋友值得你尊重，只有尊重你的朋友，你才有可能获得朋友的尊重。尊重身边所有的人，因为身边所有的人都值得你尊重，就从生命的个体来说，所有人其实都应该成为你的伙伴，你只有尊重身边所有的人，身边所有的人才可能尊重你。

青春期的女孩生活在一个美丽的季节，在这个季节里通过探索追求新奇特的过程变得自信、强大、快乐。喜欢探索和追求是青春期的特点，作为女性在青春期发育过程中，探索和追求是非常重要的，不能抹杀，在这个状态下，你还要考虑用适当的方式。如果你连追求新奇特的勇气及过程都没有，你很难强大、自信、快乐。

那么追求什么呢？"新奇特"强调新的感受、新的事物、新的体验，代表对自己好奇心的一种释放，不要去回避这些。别人已经给你定好的标签绝不要回避，但一定要想方设法摘掉这些标签，怎么摘？就在这个"特"上，社会可能认为女性应该怎么样，这些标签你要用自己的强大去摘除，这样一个新女性就出现了，那这个新女性就特立独群。

我们追求的目标是什么呢？在生活中的任何状态下，自信是特别需要强调的，你必须要有自信，如果你连自信都没有，不要期待后边的强大，更不要期待后边的快乐，这是第一前提。怎么强大？其实就是我内心中的一种强大。王阳明有个观点叫做知行合一。对知行合一不同的人理解不一样，我的理解就是你的内心中要强大，你的表现也要强大，但是你的表现能够强大的前提是你内心强大。

如何实现快乐？几乎所有的人都在追求快乐，尤其是女性，一些人觉得自己怎么都不快乐，至少是自己觉得不快乐，原因就是因为不自信，不够强大，你要能做到这两点，什么问题你都能处理，那么你就会快乐起来。愿所有的青春期女孩内心都强大起来，成长为健康、自信、强大、快乐的女人。

第四章 做一个"真正"的男人

男人应该是什么样子的，也许我们现在有很多不同的观点，有时活得自我，有时要活得社会，但无论历史和现实环境如何变化，强壮、有力、有责任感、有学习力等男人的基本素养是不会改变的。男人要本能地以不变应万变，做一个"真正"的男人。

第一节 从生理角度认识男性

男人在青春期这一个阶段，也会遇到许多问题，如何处理这些问题会影响一个青春期的男孩能不能成为在社会上立足的男人，也就是说如何做一个男人？

从性生理角度看这样一个问题——人为什么活着？对动物而言活着的目的就是生孩子，因为从生物学的角度来看会发现，在整个生物界里，各种生物其生存的唯一的目的都是为了繁衍自己的后代，进一步说是为了将自己的生命延续下去。人是生物之一，人是动物界最高级的一种，他活着的基本目的就是生孩子，专业上叫生殖。

从结构上来看，在青春期阶段男性整个的生殖系统进一步地发育。男性的生殖系统有三个部分，第一是阴茎；第二是睾丸，就是产生精子的地方；第三是腺体。腺体其实有很多，我们需要关注的有三个腺体：一是前列腺，二是尿道球腺，三是跟产生精液相关的一种腺体。

阴茎实际上是由三条海绵体构成的。正常情况下海绵体是软的、不充血，而受到刺激的时候，海绵体会充血使阴茎变硬。若有人阴茎老是硬的，那就得去看看医生了，如果不是你心理上面有问题，就是生理上面出现了一些问题。

睾丸也是一个非常重要的腺体，它会产生雄性激素，雄性激素会促进我们整体的发育，甚至会影响到我们心理的一些变化。在睾丸里有非常多的睾丸细管，在这些细管中产生并充满了精子，在正常情况下，男性射精一次，大概有四到五毫升的精液，其中大约有三到四亿个精子，这些精子产生于睾丸。

精液是由精子和保护精子的液体组成的，这些液体是前列腺、尿道球腺等各种腺体分泌产生的。

男性青春期发育的过程是生殖系统成熟的过程。到了青春期，男性的生殖系统不断发育成熟接近成年，最终发育到成年的水平时间段大致在17岁到18岁之间。然而，只有男性的生殖系统显然无法产生后代，那么我们还要配合上女性的生殖系统。

在生殖系统成熟过程中，男性其他的一些表征也有变化，比如声音会变得更加低沉，体毛会变得更加丰富，肌肉也会变得更加发达等。在这个阶段，有些男孩会认为自己了不起了，因为原来不能提起来的一桶水，现在可能轻松地提起来；原来跑步非常慢，现在跑得很快，精力非常旺盛无处发泄。但必须要提醒的是，在这个时间段，你并没有发育到和成年人的肌肉水平相等的程度，所以你的各种运动需要有所保留，即不能过劲，如果过了劲，那可能会有一些无法恢复的损伤。

由于生理上的变化会产生大量的雄性激素，雄性激素也会使你的心理发生一系列变化，男性在青春期会追求性知识、追求异性、有性欲望等。对于生物来说，生殖方面虽然结构是与生俱来的，但是你的体验和经验并不是与生俱来的，所以在青春期发育的过程中，随着生理上的变化，你在心里会开始去想如何运用生理的功能，为此就要获取更大量的知识。我们的知识来源途径，可能第一个就是父母的介绍，第二个就是老师的讲解，第三个就是自己的探索。

但是很遗憾在现在的社会里，父母的介绍相对来说是晦涩的，老师的讲解相对来说是不足的，更多的可能靠自己去探索。而自己在探索过程中，最方便的可能就是借助黄色网页了，因为它直观、清楚，能看到一系列图片甚至是结构、动作。事实上追求性知识这个目标和行为没有任何的问题，但在一些不好的或者说不适当的时候，对黄色的图片没有正确理解的前提下进行粗略的模仿，这样对你是有伤害的。没有办法获得性知识怎么办呢？青春期的男性，你应该开始有男人的意识，坦诚是你作为男人的第一保障和第一前提，怎么能够坦诚？实际上就是把你的心思放下来。

　　许多男孩在开始看一些黄色图片的时候，有时会有负罪感，但是看的多了这种负罪感会消失，自己觉得没什么了。这两个过程对你其实都是不利的，怎么处理这个问题？把你的想法告诉你的家长，有人说不行，家长会批评我，甚至是把我打一顿；找老师也不成，自己还没说呢，老师脸先红了，有的老师会说："同学，这个问题你不要问了。"找同伴不行，可能自己的同伴也整天在看黄色网页。

　　其实坦诚是最好的解决办法，你只有把你的架子放下来，把你的想法能坦诚地告诉别人，别人才能够坦诚地对待你。没有什么，男性到青春期对性知识有追求是一件非常正常非常必要的事情，在此前提下，你可以把这件事情告诉你的父母，告诉你的亲人，告诉你的老师，告诉你的朋友，告诉任何人这件事情都是正常的，进而你可以获取他们的帮助，毕竟成年人在这方面应该比你有经验。所以获取性知识的途径在环境不是特别有利的情况下，你的坦诚至关重要，你越偷偷摸摸，你对性知识的获取可能会越歪曲。

第二节　处理好对异性的追求和欲望

青春期阶段对异性有了追求的想法，这种追求是一种模仿的过程，这非常正常。如果你连追求异性的想法都没有，可能你就不是个男人了，至少在生理上你可能会有一定的缺陷。

举个例子：有一个学生，原来学习非常好，到了高一的后半学期，突然间不想学了。很多人去做他的工作："原来程度那么好，你应该继续努力。"类似的劝告都没有任何作用，后来这个孩子跟老师交流，他问："老师，你在高一的时候喜欢过女孩吗？"老师笑笑说："我喜欢过。""你遭到过女孩拒绝吗？"老师说："我遭到过。""你是怎么想的？"老师说："这是正常的事情。作为一个男性追求异性是你的本能，但是你不能要求异性一定接受你的追求。如果你总为这件事痛苦，不能自拔，甚至影响到自己的学习生活，那么你实在是太没出息了。你之所以有这种想法是因为你把这件事情看得太重了，看成是自己的唯一了。"经过老师的劝告，这位同学经过将近三个月的调整，走出了被拒绝的阴影。

这例子说明，第一，有追求异性的想法并不罪恶；第二，追求异性有行动并不过分；第三，追求异性而追求不上是很正常的；第四，追求异性没追上，你痛苦也是正常的，但你不能自拔就是问题了。因为在这个过程中你追求异性是对的，但你完全可以通过自己的能力做一些调整，将这件事情摆平。

就性欲望而言，简单地分为三个阶段：第一个阶段是幻想异性，这是最基础的性欲望，也就说对异性有感觉了。在这个阶段由于身体激素造成男孩子开始懵懵懂懂去想，如果我能够跟异性发生关系，接触甚至说说话，偷偷地看她一眼。这都是性欲望里最基础的。第二个阶段是你开始有自己的行动，在专业上面叫自慰。如果我们把前期幻想的过程叫意淫，那么你下一阶段的过程叫手淫，即通过自己抚弄自己的性器官使之射精，从而获得快感。这个过程对于这个阶段的男性来说，是非常重要而必要的，是你性成熟和自我宣泄的一种体现。第三个阶段是你开始有行动去追求异性，并且获得异性的性体验，即与异性亲密接触，包括拥抱、接吻、感情性的性交，在这个过程中你的欲望已经转化成现实了。

这一系列过程对你来说都不算是过分的，你确实会有这样的想法。而有的男生觉得自己在这个阶段一点儿都不想异性，没有这个概念、这个感觉，没有对异性产生任何好感，那这是不是属于不正常？其实这也属于正常，因为性欲望里不只是针对异性，还有一些包括是对同性的、对物品的、对一些现象产生的性欲望，这都属于在青春期阶段追求探索模拟训练学习的过程，都是正常的现象。

在一次关于青春期和性的问题的小组讨论中，有一个同学说："我是不是有问题，我觉得我对异性一点儿感觉都没有，我不觉得我对哪个女孩有想法，但是当我看见乔丹的时候，甚至有时想起乔丹，就会冲动。"喜欢篮球的人，一定会认得一个神叫乔丹，是个男性，一个黑人打球打得出神入化。

同学们听了觉得他一定胡说呢或者他有问题、有病。但来自于老师的讲解给出正确的指导，其实对于这一种现象，甚至包括对某种物品有这种欲望，都是正常的。因为在这个阶段，你的这种情绪宣泄的途径是多样的，可能你的关注点是在不同的途径上，过了这个阶段，你可能慢慢地会对同性、对于物品的这种欲望减弱，转而对异性有相应的欲望。

刚才的例子让我们知道这样的现象属于正常，因此性欲望问题实际上并不是单独对异性的，可能是你整个思维所有的有关性方面的欲望问题。最后要强调的是，针对男性心理的变化，不要拿自己的性心理的变化去理解女孩子。因为女性的性心理的变化和男性是不一样的。

女性的性心理的变化有性欲望，也有性方面的需求，但不强烈也没有男性这么明显。女性在青春期这个阶段心理变化的最大特点是感情需求，即你多跟她聊天，对她有更多的关心，让她有更多的朋友。在这个过程中她会有一种满足感的，如果你需要或者说希望和异性接触，有恋爱关系，那么作为男性你需要尊重女孩子，尊重她的心理感受，尊重她的选择，不要完全用你的想法去控制女孩子，这样做是自讨无趣。

第三节　在生活上保护自己

有人说男性如此之强大，还用得着自我保护吗？我们肌肉这么发达，有力量，用不着自我保护。事实上男性才需要真正的保护，因为男性在发育、生长、处事过程中，比女性可能受到的伤害更多。

一、生活中要安全

第一，自身生活习惯。很多男孩子认为一般的生活习惯，像吃喝穿行等，都是与性无关的，如不少男孩可能有这样的感受，不愿意洗脸、洗澡。这对于男孩是一个相对普遍的现象，因为男孩在这个阶段可能由于精力比较旺盛，他可能更多地去处理其他的很多问题，而忽略自己的卫生习惯。但是这样的卫生习惯对你性方面的伤害是很大的。

有个男孩子从小注意卫生习惯，洗澡也很勤，没有任何问题，但是后来他的性器官由于感染做了手术被切除了，就是由卫生习惯引起的感染导致的恶果。很多人更多地关注自己身体的其他部分，而很少去清洗自己的性器官，实际上在阴囊里边有很多脏物，因为阴茎除了里边的海绵体，外边还有一层包皮，而精液排出和尿液排出是一个通道，在这个通道里尿液经过的时候，会残留下一些尿碱之类的残余物，积累过多会对你造成很严重的伤害。这个男孩子就是因为在清洗过程中，没清洗包皮与海绵体里边的污垢，积累到一定时间就造成了损伤。

第二，饮食习惯。最近的数据表明，中国大陆不孕不育的人在逐年递增，已经达到10%左右，甚至有一些数据显示是12%～14%。不孕不育人数增多，长此以往是要灭种的。很多专家认为不孕不育有三种可能：1、三分之一的人是男性问题；2、三分之一的人是女性问题；3、三分之一是男女共同有问题。

曾经有过一个数据是关于人工授精的，人工授精是需要有人去捐献精子，在捐献精子的人群里，一般情况下都是很年轻的男性，他们精液中的精子在正常情况下，三到四毫升精液应该有三四亿才能保障受孕。因为这些精子要通过阴道、子宫进入到输卵管，在此过程中，即使有三四亿的精子，可能真正能到卵细胞周围的也就是三五个。但是数据显示，男性现在精液中精子的数量，如果是按一毫升算，很多人不到三千万，那么三毫升的精液还不到一亿，女性的卵细胞再正常，精子到不了这个位置根本无法授精产生后代。

问题出在什么地方？最新的数据表明有环境影响，环境污染对于男性的影响比对女性的影响要大得多；另外一个因素是自身的饮食习惯。我们现在的饮食中很多是有激素的，这些激素多数是雌性的，因为雌性激素有助于一些生物快速生长，比如吃的一些肉鸡，雌性激素在人的身体里过分积累，对于女性可能会造成发胖，造成紊乱，但是对卵细胞的影响还没有那么大。而对于男性就会直接影响到生殖，影响到你的精子。在青春期的很多孩子无肉不欢，必须要吃肉，菜、粗粮根本就不吃，甚至把肉作为基本的食品。我们现在吃的肉里边的激素应该不会少，这种饮食习惯对男性会造成明显的伤害。

第三，穿衣习惯。现在大多数的孩子，包括大人在内，都有这个趋势——追求骨感美。女孩子是这样的，很多男孩子也想瘦一点。怎么显瘦呢？当我的身体没那么瘦的时候，我就穿一条特细的仔裤，把自己的身体裹得显得瘦一些。姑且不说这审美上面的差距，只提对自身的伤害，仔裤让你瘦的同时会使你的阴囊和你身体的距离缩短，裤裆把你的睾丸往身体上顶，而精子产生需要的温度要比你的正常体温偏低。我们自身正常温度在36.5度左右，而精子最好的温度大约在34～35度，所以我们会发现男性的精囊垂在体外的目的其实就是为了远离身体，让其功能运行好。

紧身牛仔裤无形中让精子靠近了热源，从而使得这一部分的温度升高，温度升高就会使你的精子产生出现问题，甚至会造成器官性的伤害。因此在青春期阶段，穿运动服和宽松的内裤最好，这样有利于你的发育，当然这是指生殖层面的。

二、避开性方面的伤害

第一个真正和性直接相关而造成自身伤害的叫禁欲。这个伤害是非常严重的，这确实不是危言耸听。由于在青春期阶段你的激素水平升高，精子的产生已经开始加速，你会不断地受到性的冲击，而这种冲击如果你不及时释放，有可能对身体造成伤害。精子成熟一般情况下需要三个月，三个月成熟一批精子，你长期不让自己的精子排放，长时间地压制自己的性欲望，对你的身体特别是对你的生殖系统伤害是非常严重的。除此以外，禁欲对你的心理也会有很大的影响，影响你的心理素质的提高。

面对自己的欲望，要从三个方面学习、释放：第一，你需要通过正规的渠道获取正常的性知识，因为你只有有了这些知识，才能够指导自己去做一些对自己有利的事，最好的办法就是书，就是那些有些拗口难懂的专业书籍，比如课本。你作为一个男人以后到社会上，也不可能只做自己感兴趣的事情，为了自身的发展，有时候需要做一些你可能不愿意做但是你必须要做的事。第二，是来源于成年人，包括你的父母、老师，能跟你坦诚相待地告诉你相应问题的人。第三，借助网络途径。但对于那些性网站是你必须通过前两方面获得知识的基础后再看，如果你过了18岁了，你可以自己看；如果你没有过18岁，你应该找成年人和你坐在一起看，因为他们会给你非常有效的指导。现在国家做得非常到位，就是把那些非常低俗的黄色网站去掉，保留那些健康的能够获取知识的网站。随着环境的进一步改善，我们以后会有更多的机会接触到正规的网站。

关于意淫，它也是一种性体验、一个出口，不要压制自己意淫的想法，比如说我喜欢哪个女孩子，你想着她，甚至想和她发生性关系，如果只是自己想象，这都属于正常的，并且在这个过程中实际上你是在释放自己的压力。

关于手淫，你如果实在需要释放压力，那么你可以通过抚弄自己的性器官，使得自己的精液排放从而使得整个的性压力得到缓解。对于青春期的孩子，尤其是男孩子，做到这一步要强调两个问题：一是手淫的频率要少，因为在青春期阶段，手淫过多对你身体本身也会造成伤害。实际上要知道即使在手淫的过程中，其实也会有大量的能量释放，如果你过度频繁对你就有伤害。有没有一个正常的频率呢？每个人的情况不一样，很难确定，只要有这种适当的宣泄就足够了。二是在青春期这个阶段，男性与女性用性交行为来缓解性欲望，实际上不是很合理。因为在这个阶段，你的生理还没有成熟到一定程度，你的心理也没有达到能够承受这个压力的程度，所以不建议在青春期有这种情况发生。从专业的角度上建议用运动的方式来缓解这种性压力，通过体育活动让自己更累一些，倒头就睡，也可以有一定的缓解；包括和朋友聚会，把自己的一些想法说出去，也可以有一些缓解。我们可以在不断地实践过程中做一些探索，寻找更适合自己的方法。

第二个跟性有关的伤害叫纵欲。纵欲实际上会有大量能量的消耗，这个能量消耗对于青春期发育实际上是一种损失。因为在发育过程中，你大量的能量是供应自己身体发育的，如果更多的能量消耗在这种缓解性压力上了，那么你就会使得自己的发育滞缓，甚至出现其他的损伤。类似的例子有很多，这就是自身的生活习惯可能会对你造成的生理伤害。

另外，我们分两种情况探讨同性造成的伤害，第一种叫无意识状态下同性造成的伤害；第二种叫有意识状态下同性造成的伤害。无意识状态下同性造成的伤害，在我们的活动中，比如说体育运动打篮球，很多男孩子一起玩，防守时两手张开、两脚岔开，把自己最关键的部位暴露给对方，而很多人上篮会一只手托着球，另外一只腿抬起来，可以想象在剧烈的运动过程中，如果这两个动作碰到一起，那就可能会造成致命的伤害。这是一个意识问题，也就是你需要有自我保护的意识，如果没有，你会非常容易受到伤害。我们看NBA、国家队打球，就会发现防守的人都是侧着脚、蹲下去，把自己最关键的部位保护好。踢足球也是要有自我保护的。这些小的细节都体现了一种自我保护，这种自我保护就是防止无意识间的同性伤害。真正专业运动员实际上是有一整套自我保护措施的，这一点男孩子特别应该学习。

第二种是有意识的同性伤害，就是打架。男性尤其是到了青春期这个阶段的男性，身体激素的升高，他会很暴躁，好打不平。在打架的过程中怎么狠怎么来。

有一个孩子，他在放学出校门时看见几个男孩子围着他们学校的另一个同学，似乎要打架，他当时觉得要路见不平拔刀相助，然后就不管不顾地抄起板砖，砸向那几个孩子……为此他现在还在服刑。老师曾经问过他："你后悔吗？"他说："非常后悔，但是我真的不知道当时是怎么想的，我为什么就会上手做这件事。"可以想象不管是打人的人，或者是被打的人，在这个过程中受到的伤害都是非常明显的。

那怎么办呢？有些男生会想：我就是这暴脾气，男人没有点脾气就白混了，就不是男人了。但是你要注意，男人的脾气不是莽撞，不是像你想象的那种无知无畏状态；男人有脾气更应该有方法，要把事情考虑清楚，处理明白。所以有这种暴躁情绪、牛气的人要收一收，你对自己造成了影响，更对别人、社会、家庭造成了影响，而你是无法负这个责任的。如果一个板砖拍到你身上，试想一下后果是什么。

异性造成的伤害不是身体上的，主要是在心理上的。由于心理上的过度伤害，有可能会造成你的生理伤害。这种痛心的例子太多了，如大学里现在有不少跳楼的，至少每年我们都看到过类似的报道。跳楼的大部分是因为感情问题，男孩子从楼上跳下来，一问为什么跳楼？一般都是跟女朋友分手了。作为一个男人，感情上受到伤害，心理上受到伤害，痛苦是太正常、太应该了。但是作为一个男人对这一点没有好的调节能力，那很难成为一个真正的男人。如果他仅仅是为这件事情去跳楼，那对异性造成的伤害也是植入心理的。

男性也会伤心，但是如果你沉迷痛苦甚至想去死，那就没有必要了。如果你真的觉得这段感情还可以继续，那么你应该用自己男性的魅力去挽回；如果你觉得这件事情确实无法挽回了，你应该拿出男人的豁达和自信继续地往前走。选择死亡只会让别人看不起。在追求探索新奇特的过程中，需要男人自信地面对一切，同时注意自我保护。

追求新奇特、探索新事物是青春期必经的一个过程，如果没有这个过程，那你的青春期就过得太没有色彩了，但是在这个过程中需要男人自信地面对一切成功或挫折，同时保护好自己，让自己有能力继续更好的未来。

第四节　男性性心理变化与保护

男性需要正视自身性心理的变化，因为有很多人觉得自己性心理上的变化是一种罪恶，这在青春期阶段的男孩中是一个普遍现象。例如，在如何看待异性的问题上，很多男孩子觉得对异性没感觉，他追求同性，所以怀疑自己是不是同性恋，是不是心理扭曲，是不是自身确实存在问题。在青春期阶段这个过程中，你不是在实施状态，也不是一个成熟状态，而是一个探索追求的状态，甚至有的时候你对自己的性别都会觉得把握不好。

一、正视男性性心理

在正常状况下，每一个人都有双重性，只不过哪一方面展现的多一些。而从性的这个角度上理解，每一个人也是有双重性的，这个性其实就是性别。女生有女生的细腻，男生有男生的豁达，这是正常的。在这个过程中，一些男性可能会追求女性做的事情，比如说留披肩发、扎耳洞、戴耳环，穿上相对更女性化的衣服，进行比较女性化的化妆，这些表现在青春期完全是正常的。

从专业的角度上看，青春期过程是在探索，你要逐级规范自己的最终想法和最后的追求。有人会想自己会不会因为一开始去探索女性的这种形态，最后就追求女性这种形态了，事实上有可能。但在我们这个社会中，会发现很多青春期的男孩子，追求的过程就是一个尝试，尝试过后他会进行另外一种尝试，比如说重金属派的，剃光头、剃成T字头、鸡冠头，然后再去做一些更加怪异的服饰尝试，这都是正常的现象。在这个变化中不用担心心理上是不是扭曲了，在青春期阶段心理有任何样的变化都属于正常的现象，但是要正视自己的心理变化。在探索过程中你必须想清楚，遇到的现象和问题是不是真的是你的追求，因为只有你自己想清楚才不会受到别人的干扰。

举一个例子：一个小男孩刚进入青春期的时候，就开始追求女性化的打扮，留头发、扎耳洞，甚至指人都那么兰花指。这时他的父母就开始讽刺挖苦数落他："一个男孩子，怎么没男孩子的样子，不是变态吗，今后你还怎么过日子啊。"结果这个孩子到最后希望变成男性，但是又觉得自己改变不了了，因为开始是对父母的一种反叛，坚决不改，后来就干脆是不想改了。这就是没有正视自身的心理变化，如果他自己知道在做什么，能够去思考一下自己打算做什么，即使父母这种错误的做法也不应该影响到他最后的结果。

在这个案例中，父母存在非常大的问题，父母不但没有给出合理化的建议，反而推波助澜。但是也不能把所有的问题全都归结到父母身上，因为父母那个年代的思维意识和形态完全是固定化的，他们认为你就应该按照我们的想法去做，而这个阶段你的叛逆影响了你的判断，最初的判断导致最后的结果使自己很不舒服。

正视自身性心理的变化，不管出现什么样的状况，你都需要有正确的对待和思考。

同时你需要理解男性女性的性心理差异，因为最终你要和女性结合，组成社会最基本的结构就是家庭。如果在青春期阶段，你没有很好地理解自己的心理变化和女性的心理变化，那么有可能在你今后的生活过程中会出现各种各样的问题，甚至最直接的或者说最为明显的现实问题，就是找女朋友困难，你无法找到真心相爱的人。即使你爱人家，但由于误会或不理解，你们很难走到一起。

男性性心理主要都是指向性需求的，而女性性心理上的变化主要指的是感情层面的，包括她需要让自己的社交圈子扩大、让自己的感情生活更加丰富、让自己的生活空间更大。也有和她性成熟并不匹配的性欲望，就是她在性生理上确实是成熟的，但是她心理的成熟度和生理的成熟度不相匹配，直白地说就是与男性相比，她没有那么强烈的性欲望。而这个过程如果你没有理解，就可能出现一系列问题，比如你和你的女朋友谈恋爱，由于你不知道自己的性需求和女性的性需求是不一样的，你直接和你的女朋友提出要发生性关系，这样会有两种可能性：第一种，女孩同意了，并且你们发生了性关系，发生性关系以后，在你生殖系统都完善的情况下有可能产生后代，一旦你和你的女朋友发生性关系而产生了后代，请问你能不能负得起这个责任，担得起这个担子，如果不能，你从心理上和生活状态上，可能一下就变成了另一种状态，对你的影响，不是用语言可以描述的。

第二种情况是女孩不同意，这是个正确的做法，也就是说这个女孩分得清楚什么事情是我们现在应该做的，什么事情是我们现在不应该做的，自己的需求是什么。女孩正视了自己的心理变化，她知道你的需求和她的需求是不一样的，她真的拒绝了。这样被拒绝以后，后果可能是没有了，但是作为号称很强大的一个男性，当着你女朋友的面把这个问题说出来，结果遭到拒绝，心理不舒服是一定的。因为不舒服的进一步扩展，可能会出现更严重的后果，就是分手，甚至有可能对你造成心理阴影，你会胡思乱想，对方是不是不爱自己等等，如此你同样受到了伤害。因此理解男性女性性心理的差异，对于你性心理的健康发展和今后生活的健康平坦是非常有意义和必要的。

再明确一下，男性的性心理指向生理层面的性更多，女性的性心理变化指向感情生活这一方面的更多。如果作为一个男人真的是呵护你的女人，那么你需要从女性这个角度去考虑相应的问题。但是这件事情我确实有需求，那就转换策略，你可以采取释放性压力的一些措施，如运动、谈心等。当你到达一定年龄以后，你的性心理和女性的性心理基本处在同一水平线的时候，你会发现你与女性发生正常的性关系是水到渠成的事。中国有句老话叫强扭的瓜不甜，这一点需要男性特别注意。

二、处理好异性交往过程中的性心理分歧

异性交往可以分为三个层面：第一个层面叫做一般朋友；第二个层面是亲密朋友；第三个层面是爱人。

对三个层面关系的处理方式是不一样的，比如对于一般朋友来说，刚见面没多久，两个人就是认识，还没有达到一定的程度。这个时候男人有事没事，就从性的角度上说问题，那你就太可笑了，说得严重点你这叫性骚扰。这种问题在我们生活中一点都不少见，比如说一般同学，大家并不是很熟，你当着女同学的面嘻嘻哈哈聊黄段子、讲黄色笑话、很龌龊地笑，这样其实是对女孩子不尊重，女孩会有一种瞧不起你的感觉。得体大方地展现出男性外在的魅力是必要的，太过分了你就是在自讨无趣。所以处理好异性交往过程中的性心理分歧，对一般朋友你需要注意自己的言行，没有必要谈论性，你应该以尊重为前提，因为你们之间的需求不同。

对于比较亲密的异性朋友，例如有一个相处得像哥们儿的女孩，那自己是不是就可以肆无忌惮地聊这些问题呢？因为既然拿这个女生当哥们儿，跟自己男性朋友的哥们儿就会聊这些问题，是不是和女性的哥

们儿也可以这样呢？说到此其实答案很明显了，一定不可以。在处理这些问题的时候，你实际上不应该拿这个问题当做笑话说。如果你有性心理、性生理，包括性层面的一些困扰，同性朋友之间又解决不了，而你又觉得这个异性朋友可以帮助你做分析，你需要很坦诚、很正式地以问题的形式说出来，和她交流，如果这点你都做不到，那可能你永远也不会有真正的异性朋友。所谓的红颜知己是在相应的分寸、范围里做事情，和性相关的一些问题，你必须要注意男女的差异。

曾经有一个女孩，哭着对老师说某某某太过分了。老师问："因为什么事他太过分了？"其实就是这个男孩给她讲了一个黄色笑话。这个男孩实际上是这个女孩非常亲密的一个异性朋友，两个人从小一起长大，但是俩人谁和谁都不是喜欢到作为恋爱对象的程度，只是俩人非常要好，无话不说。这个男孩自己根本就不觉得有什么问题，他说："原来我们听到类似的笑话没觉得有什么问题，这次也不知道怎么了她就生气了。"这就是青春期的问题，因为这时的女孩很敏感，可能原来他说的那些故事，对她来说不敏感，现在她意识到了，这样，朋友关系就会发生矛盾。这件事不一定让他们的友谊完全瓦解，但最起码这是个让他们很不愉快的插曲。

在和异性爱人交往时心理分歧同样需要重视，异性爱人的情况有两种：

一种情况就是跟你没有确立关系的爱人，可能你是暗恋人家。暗恋的状态下很多男孩是很青涩的，不会去异性面前表达这些东西，但是很多时候男孩会在异性面前展现一下，比如说搞点怪、说点乱七八糟的话想引起对方注意，这是正常现象。可是如果你真想追求你喜欢的女孩子，你一定要注意分寸，性话题就别聊，甚至要比一般的朋友还要慎重。因为如果你真要想和这个女孩子确立爱人关系，尊重互信是一个前提。而在没有确立关系之前尊重与互信是通过你们双方的言行实现的，如果你表现得太过轻浮，你会失掉机会。女孩子只会觉得你是一个小丑，是一个笑料，是一个哗众取宠的怪物，你会自讨无趣。

另一种情况是你们确立关系了，这个时候坦诚很重要，男性的豁达体现在你的坦诚上。既然确立了这个关系，你可以聊相应的一些问题，但双方都要注意以下几点：一、在对你没有造成任何伤害的情况下，即你的年龄够了，你的心理承受度够强；二、在女性同意的情况下；三、在有很好保护措施的情况下，你和你的爱人发生亲密的性接触，应该是可以的。这三个前提有一个不具备，都可能对你造成比较明显的伤害。性爱对男性的伤害主要在能量层面上是很大的，你必须得达到一定的年龄，按照专业上讲，24岁实际上才应该是你生理心理都能适应这个状态的年龄阶段。

和女性讨论这些问题时，你们要相互了解各自的心理状态，女性的同意不是将就你，而应是双方共同讨论的结果、双方的需求，同时有相应的保护措施。整体而言处理异性交往过程，实际上需要男人有一个基本的判断，你只可能与你最亲密的爱人，在相应前提的情况下，对性有比较深入的探讨。而和其他的异性朋友，任何状态下你都应该注意分寸，这是作为男人应该做的一件事，是对女性的尊重，因为我们这个社会男人需要尊重女性。

三、两性接触时必须重视性安全

在一些情况下确实有可能会发生相应的两性接触，即性爱过程，而性爱过程就必须要提到性安全问题，如果这一点不注意，那就相当于男性在责任上的失职。关于性安全，包括以下三个方面：第一，性生理卫生；第二，避孕；第三，性疾病。

首先，必须要强调性生理卫生，这并不是指简单的洗澡，性生理卫生应该是从保健角度讲的，卫生只是其中的一个层面。具体来说青春期阶段男孩子有以下需要注意的问题：一、清洁性器官，每天都要做，即使你今天没洗澡，你也应该对自己的性器官做清洁工作，这个清洁包括你的阴茎、外皮、包皮内部以及阴囊和睾丸等，清洁后需要擦干，别洗完了以后都还湿着就穿上衣服，要擦干换上干净的内衣，这属于卫生的第一个层面。二、保健层面。注意不要穿过紧的内裤或外裤，不要让自己的阴部过热。比如我们把笔记本放到自己的腿上，这样有两个很大的问题，其中一个是辐射，当然这个辐射可能没多大，但是它离你产生精子的部位太近了，会对精子有影响，具体有什么影响现在还在研究中；另外一个就是射线这个能量不可能消失，它最终会转化为热能，阴囊这一部分过热有可能对你造成伤害。三、运动层面。运动过程中经常会发生损伤，那么在运动过程中要穿适宜的衣服，比如体育老师经常强调上体育课不要穿牛仔裤，可能有些人不以为然，但从专业角度看，体育老师是用心良苦啊！事实上不管你在做什么事情，你都需要保护好性器官。

保健层面还包括饮食。激素类的食品和滋补类的饮食，有一些是不合适的，作为家长要仔细检查，它们是不是对整个的身体有很明显的影响，如是不是壮阳的。青年期阶段的孩子不需要壮阳，如果过分壮阳，对你孩子的影响是非常大的，这主要表现在生理和心情方面，情绪会越来越暴躁，因为这是激素造成的，所以在这个过程中，壮阳类的东西不要吃。如果你说身体很虚弱，需要滋补，你可以选择吃滋补品。

若你身体非常健康，你还要做这种壮阳的滋补，那么就没有任何益处了。

第二，避孕问题。发生性关系就有可能产生后代，女性产生后代的过程叫怀孕。如果你想发生性关系，而又没有做好产生后代的准备，避孕就是一个大前提。男性多用避孕套进行避孕，避孕药一般是女性服用较多。建议男性使用避孕套，有人说这样不舒服，但是吃避孕药会对你的爱人造成更严重的伤害，如果你一直是考虑让别人吃避孕药，作为一个男人你显然太自私了。使用避孕套还有很多好处，比如说预防性疾病、防止过多的损伤等。同时你要注意一定要一次性使用，坚决不可重复使用。如果重复使用，在卫生方面一定不合格，同时也起不到避孕功能了。性行为中避孕问题是一个大问题，你需要有安全措施。

第三，性疾病问题。很多疾病是通过性行为传播的，我们最熟悉的就是艾滋病，它靠的是体液传播，也就是精液。社会中有性病的人占有一定比例，到青春期时，有些男孩没有异性朋友，又不能找到亲密爱人，这些男孩有性的需要时要注意千万不能滥交。这种现象在一些男孩子中是存在的，就是经常换女朋友，这个过程中有些人认识一两天就发生性关系。这种情况很容易造成性疾病的传播，你都不了解对方有什么样的情况，那可能会对你造成终身的影响，甚至对你未来的家庭造成伤害，对你的后代也会有不良影响，当然也有可能就没有后代了。

疾病的问题必须得到重视，首先建议男性不要滥交，不要到处去寻花问柳，作为一个男人应该有一个主心骨；其次建议预防性疾病，非常有效的办法还是使用避孕套，它能有效地预防各种性疾病。有资料显示使用避孕套可以预防艾滋病99%以上。同时使用避孕套对女性体现了一种尊重，如果女性提出使用避孕套，而他提出使用避孕药，这个男人最起码在这一方面是不值得你信任的，在性这方面是不尊重你的。

四、男性的社会责任和尊重

男人为什么称为男人？其实对于男人最重要的是责任和尊重。这不但是对男人，对于社会中存在的人，包括女人其实都是非常有意义的。对于男人来说内涵更加地丰富，首先要对自己负责任，如果你连对自己负责任的能力和意识都没有，你不是男人，甚至可以说你不是人。怎么叫做对自己负责任呢？男人的自信、豁达、整个雄性魅力是责任的外在体现。男人的自信体现在你的处世上，就是不管遇到什么样的事情，你都敢于承担、敢于学习、敢于通过自己的努力完成它，这叫你为自己负责。

男人的豁达表现在遇到事情的时候心胸开阔，那种总是让人觉得小肚鸡肠的男人，其实就是他对自己负责这点没想明白。当然男人不豁达跟自信也有关系，他不够自信。

有这样一件事情：两个男孩都喜欢一个女孩，并且这两个男孩都非常的优秀，也非常自信。这个女孩对两个男孩其实都有一点点喜欢，但在选择过程中，她最终选择了一个比另一个在优秀程度上略差点的男孩。原因是一件小事。原来这三个人是小学同班同学，后来上中学、上大学、工作，这个过程中两个男孩一直喜欢这个女孩，这女孩也还觉得这两个男孩都不错。在一次小学同学聚会的时候，来了他们班另外一个男生，这个女孩呢就拥抱了这个原来的小学同学。在拥抱的时候，她就看这两个男孩，一个男孩谈笑风生非常高兴，觉得老同学见面很快乐，没拿这件事当什么事；而另外一个男孩的脸色就有微微的变化，这代表着我喜欢的女孩子怎么抱别人，但就是因为这一点他失去了他爱的人。

对于青春期阶段男孩来说，这种豁达其实不是很宽泛，可是很重要。如果你喜欢某个异性，你要敢于表达，如果这个女生和其他人有正常的交往，你能够非常豁达地接受，你会赢得尊重，甚至赢得芳心。而你如果特别计较，就有可能丧失自己的魅力。男人对自己负责，豁达这一点是非常重要的，这是你能够负责的一种策略和方式。

雄性魅力是男人对自己负责的最终体现，你是男人，你能够统治世界，至少是有这种气势。所以说男人活的是一口气，这气指的就是气势。作为一个男人如果在社会上还有这种气势，最起码体现了你对自己的自信，对自己的责任感。

　　对父母负责，这是对责任的最起码的要求。如果你都没有能力对自己的父母负责任，你没有资格谈男人的问题。父母含辛茹苦，从你出生一直到把你抚养成人，他们的辛劳无以言表，甚至无法用任何东西来衡量。如果这一点你都没有意识到，那太悲哀了。感恩于一辈子父母的辛苦，这是你作为男人应该首先做到的事情。

　　对朋友负责，作为一个男人如果连朋友都没有，也是挺悲哀的。朋友帮助你、呵护你，和你一起成长，伴你走过一生。可能有人会说现在人心险恶，交朋友太困难了，人心隔肚皮。你有这个想法其实你就损失了一批朋友，因为你的想法就不坦诚，坦诚是你交朋友的一个非常重要的前提，你只有敢把心放给朋友，朋友才可以把心放给你。

　　男人在社会上扮演着身强力壮的角色，然而他们承担着许多压力和责任，身体和心理都容易受到伤害，所以作为男性本身要重视自己的身心健康。尤其是处在青春期的男生，心理和生理都在发生着巨大的变化，以正确的态度和方法处理这些变化，才能成长为一个真正的男子汉。

青春期是人生中的一段花季时光，青春期的少年们正处在人生最美好的阶段，可以去追求自己喜欢的东西。同时，这也是一段危险的时期，青春期是一群懵懂的少男少女由儿童向成年人过渡的时期。所以不论在生理还是心理上都需要给予他们一些正确的指导，让青春期的少男少女们成为一个个健康迷人的男生女生。

愿我们年轻的一代在多年后回首青春的时候，满脸笑容，满心阳光。